常見病藥膳調養叢書 5

慢性胃炎四季飲食

馬秉祥 李浩 編著

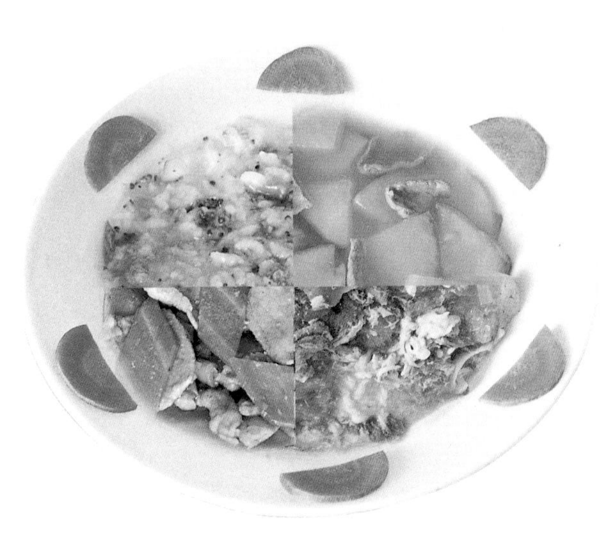

品冠文化出版社

國家圖書館出版品預行編目資料

慢性胃炎四季飲食 / 馬秉祥 李浩 編著 ;
－ 初版 －臺北市 : 品冠文化，2003〔民 92〕
面 ；21 公分－（常見病藥膳調養叢書；5）
ISBN 957-468-193-9（平裝）
1. 胃炎 2. 食物治療 3. 藥膳
415.525 91021935

常見病藥膳調養叢書 ⑤

慢性胃炎四季飲食

編 著 者 / 馬 秉 祥、李 浩
發 行 人 / 蔡 孟 甫
出 版 者 / 品冠文化出版社
社 址 / 台北市北投區（石牌）致遠一路 2 段 12 巷 1 號
電 話 /（02）28233123・28236031・28236033
傳 真 /（02）28272069
郵政劃撥 / 19346241
E - mail / dah_jaan@pchome.com.tw
登 記 證 / 北市建一字第 227242
承 印 者 / 深圳中華商務聯合印刷有限公司
地 址 / 深圳市福田區車公廟工業區 205 棟
初版 1 刷 / 2003 年（民 92 年） 2 月
ISBN 957-468-193-9

定價 / 200 元

前言

食療是在中醫理論指導下，經過千百年實踐而形成的獨特的理論體系，為歷代醫家所推崇，也為歷代百姓所應用。在科學技術高度發達的今天，人們仍喜歡用食療來調整人體的陰陽平衡，補充營養物質，達到防病治病的目的。然而，食療並非對人人有益，有的疾病與飲食關係密切，有的疾病則關係不大，而且藥膳是不可以亂用的。因為中國一年四季的氣候變化較大，中醫學認為，乾燥的氣候容易傷腎，偏熱偏寒的氣候容易傷心肺，多風或大風的氣候容易傷肝，寒濕或濕熱的氣候容易傷脾胃，所以，應根據氣候變化特點，擇時進行補益。但是，如何做到合理安排病人飲食，怎樣用藥食兩用的物品做成藥膳，則是擺在人們面前的難題。為了滿足廣大讀者的願望，我們組織這方面的專家，編寫了這套“常見病藥膳調養叢書”。

這套叢書包括《脂肪肝四季飲食》、《高血壓四季飲食》、《慢性腎炎四季飲食》、《高脂血症四季飲食》、《慢性胃炎四季飲食》、《糖尿病四季飲食》、《癌症四季飲食》七個分冊。均由臨床經驗豐富的藥膳專家編寫、製作。這七種書不僅介紹了疾病的防治常識、疾病與飲食的關係、四季飲食膳方以及常用防治疾病的食物和藥物。還詳細介紹了每款膳食的原料、製作方法、食用方法以及功效主治，並配以彩色圖片。從而突出了可操作性和有效性，可使讀者能夠準確地使用補益類中藥，正確地製作防病膳食，安全地擇時應用，有利於強身保健。

人人需要健康，人人渴望健康，但實現人人健康，重要的是要從自己做起，要養成健康的習慣，調整心態，平衡飲食，加強鍛鍊。願本書能為您的健康提供幫助，成為您生活中的朋友。

編著者

目 錄

一 認識慢性胃炎

二 遠離慢性胃炎

三 慢性胃炎飲食宜忌

四 慢性胃炎病人常用的食物

五 慢性胃炎的四季食膳

春季食膳

夏季食膳

秋季食膳

冬季食膳

一　認識慢性胃炎

1　了解慢性胃炎很容易

慢性胃炎是一種常見病，是指由不同病因引起的胃粘膜的慢性炎症或萎縮性病變。發病率在各種胃病中居首，其實質是胃粘膜上皮遭到反復損害後，由於粘膜特異的再生能力，以致粘膜發生改變，最終導致不可逆的固有胃腺體的萎縮，甚至消失。按其病因可分為繼發性與原發性兩種：繼發性胃炎係指繼發於胃的疾病；原發性胃炎根據胃鏡形態學觀察，將其分為慢性淺表性胃炎和慢性萎縮性胃炎兩個類型。區別兩者的關鍵是胃粘膜組織的活檢。據近年調查結果顯示，該病發病率呈上升趨勢，男性多於女性，且隨年齡增長，發病率增高。

慢性胃炎起病緩慢、病程長、遷延日久。早期症狀多輕微，部分患者有消化不良表現，包括上腹部分飽脹，尤其是餐後較甚，出現無規律性上腹隱痛，以進食油膩食物後為最明顯，以及食欲減退、惡心嘔吐、噯氣、反酸等。上腹疼痛，其程度輕重不一，部位多在上腹偏左，範圍較廣泛，無局限壓痛，疼痛的發作無一定規律可循，與飲食沒有固定關係。慢性萎縮性胃炎尚有貧血、消瘦、舌腺萎縮、腹脹、腹瀉等症狀。慢性肥厚性胃炎較少見，除了上腹痛、惡心外，還表現為貧血、血漿白蛋白降低。

本病的病因和發病機理迄今尚未完全明了，可能和急性胃炎遷延，十二指腸液的返流，免疫因素，口腔及咽喉的慢性感染等有關。

中醫認為，本病是由於飲食不節，寒溫失宜損傷脾胃或肝氣鬱結，鬱久化火犯胃所成。慢性胃炎屬中醫之“胃痛”、“胃痞”、“嘔吐”等範疇。

2 慢性胃炎症狀表現多而不一

（1）慢性淺表性胃炎的臨床表現：上腹痛，疼痛無規律，與飲食無關，彌漫性上腹部灼痛、隱痛、脹痛等。噯氣，腹脹，食欲不振及惡心嘔吐。

（2）慢性萎縮性胃炎的臨床表現：上腹部不適及脹滿，多在飯後出現不定位的上腹部不適感，難以指出部位。且食欲減退、貧血及消瘦、乏力，常被診為惡變，而給病人造成精神負擔。

3 胃炎進一步發展會引起的後果

慢性胃炎是一種常見病、多發病，約佔所有胃病的80%以上，但胃炎有不同類型而病理改變也各異，當然發展結果也不一樣，這是患者所普遍關心的問題。

（1）慢性淺表性胃炎：為臨床上最多發的一個類型，其特點是胃粘膜病變輕，症狀有輕有重。輕者僅感上腹不適，重者出現腹痛、脹滿、惡心、嘔吐，一般經合理飲食調養症狀自可緩解或消失，有少數症狀較甚的病人，則需藥物治療。因此，慢性淺表性胃炎預後良好，可治愈，但有個別病人進一步演變為糜爛性胃炎或轉變為萎縮性胃炎，一般不會發展為惡性病變。

（2）糜爛性胃炎：這種類型多是在淺表性胃炎的基礎上發生胃粘膜急性炎症性改變而來。其主要誘因是藥物、酒精刺激、休克的應激性變化。症狀特點是有出血，上腹疼痛，一般需要服用抗酸藥或胃粘膜保護劑治療，多數可被治癒，少數病例進一步發展為胃部潰瘍。

（3）萎縮性胃炎：根據胃壁細胞抗體是否陽性而被分為A、B兩個類型。A型壁細胞抗體呈陽性，病變主要在胃體；B型壁細胞抗體呈陰性，病變主要在胃竇部。萎縮性胃炎是胃炎中治療最棘手的一種，難於治癒，多是終生帶病，極少數萎縮性胃炎病人，進一步發展為胃癌，所以主張這類病人定期接受檢查。

4 B超或CT不能用來診斷胃炎

B超、CT都是現代臨床上應用廣泛而技術先進的檢測手段，它的無創傷、無痛苦的特點被病人易於接受。但臨床上有不少患者要求對胃痛等做B超或CT檢查，往往被臨床醫生拒絕，這是患者對B超或CT可行胃炎檢查的誤解，是醫學知識缺乏的結果。

B超的檢查原理是超聲波在人體內引起反射、折射、吸收或衰減來檢測人體的器官；CT是通過X線透過率來檢測臟器。因此這兩項技術適用於實質臟器如肝、脾等診斷，以腹腔內的佔位性病變診斷較好。而對空腔器官(胃為空腔器官)幫助不大。胃炎為胃粘膜表層的炎性改變，並無密度或形態大小等方面的改變，所以B超、CT都難以被應用於胃炎檢查。因此，就目前來說，B超或CT尚不能用來診斷胃炎。

5 X線檢查對胃病診斷的益處

X線應用於胃部的檢查有鋇餐檢查和氣鋇雙重對比檢查兩項，一般是氣鋇雙重對比檢查更優。通過X線鋇餐檢查，可發現慢性淺表性胃炎有胃粘膜紋增粗、迂曲或呈現鋸齒狀，胃竇部出現激惹徵。慢性萎縮性胃炎可出現粘膜變細，胃竇部粘膜異常皺襞，鋸齒狀邊緣或切跡，以及胃小區異常改變。這些特點都是比較典型的病例，但這對慢性胃炎來說不具有特異性，因為胃炎發生在胃粘膜層，所以說X線檢查對慢性胃炎的診斷意義不大，可為臨床醫生提供參考，結合臨床分析有一定幫助。慢性胃炎的診斷主要憑據於胃鏡檢查，但X線檢查是檢查胃癌及防癌檢查中的一種主要手段。

二 遠離慢性胃炎

1 患了慢性萎縮性胃炎怎麼辦

慢性萎縮性胃炎主要依據胃鏡檢查而得出診斷。患者的症狀並不甚明顯，一經胃鏡檢查診斷為此病，就顯示出情緒不穩定，自我猜疑，總認為腹痛、腹脹等症狀明顯加重，這是對萎縮性胃炎理解不夠的緣故。

慢性萎縮性胃炎是一種相對穩定性強、發展緩慢的慢性病種，並不可怕。對該病應先從精神上解放自己，不要把“癌變可能”總是放在心上，平時注重養成合理飲食等生活習慣。萎縮性胃炎有輕、中、重的不同：輕度無症狀的患者可不服藥；有症狀的患者則服藥對症治療。中、重度患者又伴有重度腸上皮不典型增生者，癌變可能性較大，應高度重視，定期檢查。

慢性萎縮性胃炎輕度患者，建議他們一到一年半復查一次胃鏡，重度患者3～6個月復查一次胃鏡，臨床上懷疑惡性變者，應及時施行手術，以免延誤治療時機。

2 繼發他病最可怕

慢性胃炎患者，由於症狀多不被人們重視，尤其是輕型表現者，往往不注重飲食調養，而且又對其重視不夠，很容易延誤治療時機，使病情進一步惡化。殊不知慢性胃炎進一步演變或繼發其他變症，對人體健康甚至於生命威脅極大。因此慢性胃炎併發症很可怕。

（1）上消化道出血：少數患者有小量出血，大便潛血試驗為呈陽性，極少數有嘔血現象。

（2）癌變：少數慢性萎縮性胃炎患者可演變為癌症，癌變率為4%～7%。其變化過程需要16～24年之久。

（3）貧血：少數慢性萎縮性胃炎可出現缺鐵性貧血或惡性貧血。

3 濃茶或濃咖啡對胃炎有害無益

飲茶或喝咖啡是較為普及的一種生活消遣，可提神解疲勞，但胃炎病人不宜飲用濃茶或濃咖啡。因為茶鹼、咖啡因可興奮人的中樞神經和心肌，還有鬆弛平滑肌和利尿作用。它們對胃的影響主要表現在刺激胃的腺體，使胃酸及胃蛋白等消化液分泌增加，所以，濃茶或濃咖啡可直接加重胃病，降低胃藥的療效。慢性胃炎或其他胃病患者應避免服用茶或咖啡。

4 吸煙也能加重胃炎

長期以來，關於吸煙對呼吸疾病的影響研究較多，吸煙有害於呼吸系統，已被科學證實，事實上，吸煙也能使胃炎加重。因為香煙中的尼古丁對迷走神經有刺激，破壞正常的胃腸活動，致使幽門括約肌鬆弛、膽囊收縮，使鹼性的膽汁易於反流入胃，破壞胃粘膜，同時還能促進胃泌素和胃酸分泌增多，從而損傷到胃粘膜，促進胃炎的發生或加劇胃炎的病情。研究表明，吸煙可誘發胃炎的發展，促進胃炎的病情加劇，因此提醒慢性胃炎的患者，應少吸煙或戒除吸煙，以利於胃炎的醫治。

5 中醫對慢性胃炎進行辨證分型

（1）肝氣犯胃，胃脘脹滿，氣脹作痛，痛連兩脅，噯氣頻繁，大便不暢，每因情緒因素而發作，面色蒼白，脈弦。

（2）肝胃郁熱，胃脘脹滿，灼痛，心煩，兩脅脹痛，泛酸嘈雜，口苦咽乾，大便乾結，舌苔黃，脈弦數。

(3) 食滯胃脘，胃脘脹滿，或疼痛，噯腐吞酸，嘔吐不消化食物，吐後胃脘稍舒，口氣臭穢，舌苔厚膩腐濁，脈滑。

(4) 痰濁中阻，胃脘滿悶，不欲飲食，惡心嘔吐，頭目眩暈，身重倦怠，吐清涎，舌淡苔膩，脈弦。

(5) 脾胃虛弱，胃脘痞滿，隱隱作痛，納少便溏，神疲，體倦，乏力，少氣懶言，苔薄白，脈細弱。

(6) 脾胃虛寒，胃脘痞悶，隱痛，喜溫喜按，時吐清水痰涎，納少神疲，四肢不溫，大便溏薄，舌質淡，苔薄白，脈沉弱。

(7) 胃陰不足，胃脘灼痛，嘈雜吞酸，似飢不納，口燥咽乾，大便乾燥，舌紅少津，脈細數。

三　慢性胃炎飲食宜忌

1　飲食調養——請重視你的脾胃

中醫歷來都非常重視脾胃，無論從奠基階段的醫學經典《內經》、《傷寒雜病論》，抑或是近現代的名醫訪談，對於脾胃的生理功能都推崇備至。特別是“脾胃為後天之本，氣血化生之源”之說，以及“五臟皆稟氣於胃”之理論，都說明脾胃的重要性。脾胃發病後，不但病於自身，同時亦影響到其他臟腑。合理的飲食、適當的調控，不但可以預防胃病的發生，而且對已病之胃亦能控制治療作用。中醫觀點是“胃為水谷之海”。即一切飲食都必須經過腸胃的消化、吸收才能發揮作用，才能營養全身，充分顯示出脾胃在人體中的重要性。幾千年的中醫發展，積累了豐富的養生、攝生經驗，提出“藥補不如食補，食補不如調神”之說，說明了食補在疾病治療中的作用，特別是對於慢性病的治療，既要調節有病臟腑，又提到整體調節的作用。唐朝名醫孫思邈認為：“安身之本，必資於食，救疾之速，必憑於藥，不知食宜者，不足以存生也；不明藥忌者，不能以除病也。是故食能排邪而安臟腑，悅神爽志，以資血氣，若能用食平疾，釋情遣疾者，可謂良工。”孫思邈的論述，把食物和藥物的不同作用講得很精解、透徹，並且指出，如能用食物治好疾病，是有上乘功夫的人。因此，慢性胃炎患者的飲食還應有所宜和有所忌的。

2　慢性胃炎該如何吃

（1）飲食宜清淡，忌肥甘油膩：清淡飲食易於消化，患者易於吸收，不食煎、炸、烤、熏之類的食物，這類食物多油膩，難以消化，從而增加了患者的胃腸負擔，不利於疾病的痊癒，反而轉向惡化。

（2）飲食宜精細，忌粗糙：精細的飲食易於消化吸收，同時這類食物多富於營養，如牛奶、雞蛋、魚類、豬肝等，而粗糙的飲食不但服用過程中需耐心咀嚼，進入胃腸後消化和吸收都很不易，如芹菜、韭菜、黃豆芽、豬蹄等，鑑於慢性胃炎胃粘膜多有損害，故不宜服用此類食物。

（3）飲食宜鮮嫩，忌陳腐：鮮嫩的食物多汁多漿，營養豐富，服用後消化吸收均易，而陳腐變質的食物往往導致病變百出，加重病情。因此，要求患者多服用鮮嫩蔬菜、果肉，如蓮子、白扁豆等，忌食腌製品，如臭豆腐、豆瓣醬、腌白菜、腌蘿蔔等物。

（4）飲食宜爛熟，忌生冷：爛熟的食物除了易於咀嚼外，更主要的是減少胃腸負擔，使脾胃運作正常，故要求採用蒸、煮、炒、燴、燉、燜、燒的烹調方法做出食物。忌用生拌、涼調的方法加工菜粥。同時對於生冷瓜果需注意，因為這類食品往往導致寒濕內生，損傷脾陽，從而使脾虛不適，病情趨於加重。

（5）飲食宜鬆軟，忌堅硬：鬆軟的食物如麵包、新鮮饅頭、麵條、麵湯、粥類等都是一些利於咀嚼和消化的食物，尤為老年人所喜愛，胃炎患者更需要這類食品，以此保護胃粘膜。如煎、炸堅硬的食物除了油膩外，且過於粗糙，易磨傷胃壁，使症狀加重，故忌用。

（6）宜少量多餐，忌暴飲暴食：暴飲暴食會加重胃腸負擔，使脾胃運作失健，造成食滯內停，從而生濕蘊熱，濕熱內生，耗津傷液，造成胃液不足，而嘔吐頻頻，似飢不欲食。故患者應少量多餐，定時定量，養成良好的飲食習慣。

（7）飲食宜酸甘，忌辛辣：酸甘化陽，對於胃陰不足的患者尤為適宜，這樣能促進胃酸分泌，有助於疾病的治療，如進食桂圓、荔枝、山楂、大棗、米醋、糖類等。辛辣食品多辛香走竄，易耗氣傷津，同時，這類食品多停留體內，化生濕熱，導致濕熱停留中焦，不但阻止氣機，而且會傷及胃腸。當然對於胃酸分泌過多的患者，以少進酸甜食物為宜，這類患者往往有返酸或呑酸的臨床表現。

3 飲食有規律，情緒調節也重要

（1）宜情緒樂觀，不宜悲傷憂鬱：患者平時精神愉快樂觀，而進食前更應注意避免不良的精神刺激，這就要求患者提高思想修養和文化素質，具備樂觀開朗的性格。遇事要冷靜、客觀處理，保持良好的心態。良好的情緒、樂觀向上的心態能促進胃液的分泌，而有助消化。反之，悲傷憂鬱或暴怒往往會導致消化液分泌不足，引起消化不良和吸收功能障礙。同時悲傷憂鬱或暴怒會傷肝，造成肝氣鬱結，從而橫逆乘脾犯胃，導致肝氣犯胃。如果肝鬱化火，亦會出現肝鬱胃熱。

（2）飲食有規律，不應隨心所欲：病人應保持規律性的飲食習慣，定時、定量，根據適應能力，決定自己的食量，忌隨心所欲，見到愛吃的吃個夠，不愛吃的則不吃。早餐吃飽，中餐吃好，晚餐吃少。忌飲食前喝大量的水，忌吃燙飯、燙菜，以免因燙傷而引起食管、胃粘膜的炎症；忌吃飯時大聲說笑，以免食物誤入氣管；忌湯泡飯，以免沖淡胃液；忌吃飯時看書報，以免影響食欲；忌吃飯太快，快則不利於消化。

（3）飲食宜多樣化，忌飲食單一：多樣化的飲食能夠提供給人體所需的全面營養，同時，能增進患者的食欲。早、中、晚三餐科學搭配，每天飲食變化有別。這樣，在豐富多樣的飲食變換中讓病人享受生活的樂趣，以此減輕病痛的折磨。而品嚐單一的飲食所提供的營養較為貧乏，會使患者易於產生厭食心理。

4 季節不同，發病特點不一樣

（1）春天為一年的開始，天氣逐漸轉暖，大地萬物復蘇。但春季氣候變化大，早晚與中午的溫差較大。春季又多風，風為春之主氣，春季易患由風邪所致的疾病。從季節和臟腑關係上看，春季與肝的關係比較密切。肝為風木之臟，往往乘脾犯胃，漢代醫家張仲景有言“見肝之病，知肝傳脾，當先實脾”。

（2）夏天的氣候特點是氣豐富熱、氣溫高，往往揮汗如雨，酷暑難耐。夏季也往往出現雷陣雨，大雨過後，地氣蒸騰，濕氣上升，氣溫暫時下降。此外，人們喜歡貪涼，愛吃一些生冷瓜果和冷飲，從而容易導致寒濕中阻的疾病。這段時間裏，暑熱過盛，對胃炎病人而言，容易出現因暑熱引起的症狀，從而表現為發熱、口渴、心煩、多汗、乏力、口乾欲冷飲、胸悶、惡心欲嘔吐等。夏季多潮濕，這樣暑濕相合傷及人體，往往又表現為身體沉重、四肢酸重、頭痛、腹脹、大便稀。夏季和心脾兩臟關係密切，往往出現暑熱傷心和暑濕泄瀉的病症。

（3）秋季的秋風蕭條，秋風過後，落葉滿地，寒氣較重，這時氣候由暖變涼，早晚溫差加大，特別到了深秋，寒意更濃，這段時間天氣乾燥。燥為秋之主氣，“豐富則乾”，病後表現特點為口乾、鼻乾、唇乾、咽乾、乾咳、皮膚乾等症狀。燥易傷肺，同時，由於氣候清涼，如吃了生冷食物，往往損傷脾胃。

（4）冬天來臨，北風呼嘯，寒風刺骨，許多動物南歸或開始了漫長的冬眠。人們穿上厚厚的棉衣取暖，能量消耗也開始加大。因此，冬天裏要注意保暖，應多吃一些含有脂肪的食物。寒為冬之主氣，寒和風相合，風寒侵襲人體筋骨、關節、肌肉。腎與冬季關係最為密切，萬物此時秘藏，對應腎的性能而藏精，因而冬天往往出現陽氣不足的相關症狀。多表現為畏寒怕冷、腰膝酸軟、浮腫，大便稀、小便多、陽痿、月經不調等症狀。

因此，我們必須根據四季的變化，通過食補、藥補調整機體陰陽、氣血，達到阻止疾病的惡化或治癒慢性胃炎。

5 慢性胃炎四季飲食有不同

慢性胃炎患者由於病位較為特殊，而脾胃為後天的根本，氣血化生的源泉，患者除了順應四季做運動調養外，更需作飲食調養。

（1）春季飲食：慢性胃炎病人的飲食以清淡可口為宜，避免吃油膩生冷之物，多食富含維生素B的食物和新鮮蔬菜。

（2）夏季飲食：夏天消化功能薄弱，飲食應着眼於清熱消暑。宜選清淡爽口、少油膩、易消化的食物，適當吃些具有酸味的辛香食物以增強食欲。適當吃些西瓜、綠豆汁、赤小豆湯等消暑解渴之品，切忌貪涼而暴吃冷飲、涼菜、生冷瓜果等物。同時應注意飲食衛生，食用清潔食物，預防腸道傳染病的發生。不吃腐爛變質的食物。不喝生水，吃生的蔬菜或瓜果一定洗乾淨，以防病從口入。

（3）秋季飲食：秋季應注意調整情緒，避免不良的精神刺激，特別是餐前調整情緒，以增強食欲。秋季應多進食果實類食物。以清淡滋潤為主，吃富含維生素多汁、酸甘之品。注意飲水衛生，不喝生水，不吃腐爛和被污染的食物。

（4）冬季飲食：做到身體和精神的變化符合自然的性質，隨時應變寒冷的變化。飲食上注意補陰和補陽。選用具有溫熱之性的動物類或植物類食物，多用些具有辛溫發散作用的食物，如生薑、葱、羊肉、核桃、大棗、熟地黃、小米、山藥等。

四 慢性胃炎病人常用的食物

1 大 米

亦稱粳米，其營養成分主要有蛋白質、脂肪、澱粉、維生素，以及鈣、磷、鐵等。性味甘平，具有健脾養胃，止渴除煩，固腸止瀉的功效。常做粥食，熬成後，浮在上面的米油或粥油，具滋陰強身之功，可代“參湯”。

2 糯 米

又稱江米、元米，性味甘溫，質粘膩。營養成分有蛋白質、脂肪、碳水化合物、鈣、磷、鐵、核黃素、尼克酸等。具暖脾腎，補中益氣，縮小便之功用。因其粘膩，難以消化，故不宜多食。

3 小 米

又稱粟米。豐富甘平，微寒，營養成分有蛋白質、脂肪、澱粉、鈣、磷、鐵等。具有和中健脾除熱，益腎補虛之功效。熱量高、含鐵、胡蘿蔔素、維生素 B_1 和維生素 B_2 等。易於做粥。

4 小 麥

性味甘微寒，入心脾腎經。含蛋白質、澱粉、鈣、磷、鐵、維生素 B 、澱粉酶、油酸、亞油酸等。具有益腸胃，補心腎，安神，除煩止渴之功效。

5 高粱米

性味甘、澀、溫，入脾腎二經，具有溫中燥濕收斂的功效。煮粥可用於脾虛有濕者。

6 黃 豆

性味甘平，入脾大腸經。含蛋白質、脂肪、鈣、磷、鐵、硫胺素、核黃素等，因其營養豐富而被稱為植物肉。中醫認為具有益氣養血，健脾暢中，下氣利水，潤腸之作用。

7 赤小豆

又名紅小豆、紅飯豆等，性味甘。含有蛋白質、碳水化合物、磷、鐵、硫胺素、核黃素、煙酸、皂素等。具有清熱解毒和利水消腫之功效。

8 綠 豆

性涼味甘，內含蛋白質、澱粉，富含鐵、磷、鈣等微量元素和維生素C、維生素B及胡蘿蔔素、尼克酸等。具有清熱解毒、止渴消暑、利尿潤膚的功效。

9 白 菜

性平味甘，無毒，含有維生素和纖維素。具有消痰止咳、清肺熱、通利胃腸、消食下氣、和中利便之功。

10 菠 菜

性味甘涼，含有多種維生素和胡蘿蔔素。具有養血止血，下氣潤燥的作用。

11 薺 菜

性味甘平，含有豐富的蛋白質、胡蘿蔔素、維生素C及各種無機鹽，古稱“護生草”。具有清肝、調脾、活血、利水之功。

12 莧 菜

性味甘涼，無毒，含蛋白質、脂肪、無機鹽、糖、粗纖維、多種維生素等。具有補氣、除熱、通九竅，清熱解毒，通氣收斂止瀉的作用。脾胃虛寒者忌食。

13 油 菜

性味辛涼，入肝脾經，含蛋白質、脂肪、鈣、鐵等，具有散血消腫、清熱解毒的功效。

14 香 菜

又名芫荽，性味辛溫，含有蛋白質、碳水化合物、脂肪、鐵、磷、維生素等。具有驅風解毒，益脾健胃之功。

15 大 蔥

性味辛溫，入肺胃經。營養成分豐富，含蛋白質、脂肪、糖、多種維生素以及鈣、鐵、磷等。具有解肌發汗，通陽利氣，活血化瘀，消炎生肌之功效。

16 生　薑

性味辛溫，為芳香性辛辣健胃劑。具有解表散寒，溫胃止吐，化痰止咳之功效。被譽為“嘔家之聖藥”。

17 蘿　蔔

性味甘涼，含有很多酶化糖和維生素、鈣、鐵等營養成分。具有消食和中理氣的作用。

18 胡蘿蔔

甘、辛、溫，無毒，富含胡蘿蔔素、葉綠素和木質素。具有下氣補中、利胸膈腸胃的功效。

19 番　茄

性味甘酸，微寒入胃經，含有大量多種維生素、葡萄糖、果糖、鈣、磷、鐵、硫、鉀等礦物質元素。具有止渴生津，健胃消食，涼血平肝，清熱解毒之功效。

20 冬　瓜

性味甘平，含維生素C、丙醇二酸等營養成分。具有清熱養胃，蕩滌腸內穢物的作用。

21 蓮　藕

生蓮藕甘寒，熟蓮藕甘溫，是高糖低脂肪食物。含有多種氨基酸和各種維生素等，熟用能補心益胃，蓮子肉有補脾止瀉之作用。

22 馬鈴薯

又名土豆，性味甘平。含有蛋白質、碳水化合物、多種維生素和鈣、磷、鐵、鉀等。具有和胃調中，健脾益氣之功效。

23 扁 豆

性味甘平，產於夏秋季。含有蛋白質、脂肪、碳水化合物、豐富纖維、鈣、磷、鐵及多種維生素等成分，還含有鋅元素。具有健脾和中，消暑化濕之功效。

24 山 藥

性味甘平，質厚，歸肺、脾、腎經。含有豐富的澱粉、蛋白質、無機鹽、多種維生素、多量纖維素、膽鹼、粘液質等成分。具有“補虛羸、除寒熱、補中、益乏力、長肌肉、健脾胃、止泄痢”等功效。

25 茼 蒿

性味甘平，辛。含有豐富的胡蘿蔔素、鈣等礦物質，因其含有揮發油及膽鹼等物質，所以有濃郁的香氣。其纖維細嫩，易於消化吸收。具有安心氣、和脾胃、消痰飲、利二便的功效。

26 芋 頭

性平，味甘。內含蛋白質、脂肪、碳水化合物、胡蘿蔔素、維生素B_1、維生素B_2、尼克酸、維生素C、鈣、磷、鐵、鉀等礦物質。具有補氣益腎和胃健脾、破血散結的作用。

27 豬 肉

味甘性微寒。含有蛋白質、脂肪、糖類、鈣、磷、鐵、維生素B_1、維生素B_2、尼克酸等成分。具有補中益氣，潤腸胃，生津液，豐肌體，澤皮膚的功能。

28 羊 肉

性味甘，溫熱。含有優質的蛋白質、脂肪、無機鹽、鈣、磷、鐵、維生素B、維生素A和煙酸等。具有溫中補虛，溫經止血，溫腎壯陽之功效。羊胃即羊肚，性味甘溫，具補益脾胃，補氣斂陰的功效。

29 牛 肉

作為肉食以黃牛為佳。味甘性溫，富含蛋白質、脂肪、鈣、鐵、磷、維生素B_1、維生素B_2、煙酸及少量維生素A，具有益氣血，強筋骨，補脾胃，除濕氣，消水腫之作用。牛肚性味甘平，具補中益氣、補益脾胃、解毒之功效。

30 雞 肉

性味甘溫。含有蛋白質，脂肪，此外還含有鈣、磷、鐵及各種維生素、尼克酸等營養成分。具有溫中益氣、滋養五臟、補精添髓、固胎利產的功能。

31 鵝 肉

性味甘平。含有蛋白質、脂肪、維生素等一般營養成分。具有解五臟之熱，益氣補虛，和胃止渴之功。

32 鯽 魚

性味甘平。蛋白質含量很高，還含有脂肪、碳水化合物、鈣、磷、鐵、維生素B_1、維生素B_2、維生素A、尼克酸等營養成分。具有利尿、消腫、益氣、健脾、清熱解毒的功效。

33 甲 魚

又名鱉，俗稱王八，味甘性平，含有豐富的蛋白質、鈣、磷、鐵、脂肪、糖、維生素A、維生素B_1、維生素B_2、維生素D、尼克酸、碘等物質。可"滋肝腎之陰，清虛勞之熱，主治脫水、崩帶、疲勞"。

34 泥 鰍

肉質細嫩，營養價值極高。性味甘平，能補中氣、祛濕邪、止泄瀉、除黃疸、治陽事不起。

35 黑木耳

性平味甘。富含蛋白質、脂肪、碳水化合物、鈣、胡蘿蔔素等，含有的植物膠質體有較強的吸附力，能吸附停留於人體消化道和呼吸道的灰塵和雜物。中醫認為本品能和血養榮，潤肺補腦，益氣強志。

36 猴頭菇

性味甘平。含有豐富的蛋白質，比香菇高1倍，含17種氨基酸，是高蛋白低脂肪的保健食品。具有健脾胃，助消化，滋養強壯，利益五臟的功效。適宜於消化不良，體質虛弱，神經衰弱等。

37 香 菇

性味甘平。含有多種氨基酸，尤以賴氨酸和精氨酸含量豐富，還含有維生素D原。具有健胃益氣，透托痘疹。適用於肝胃呆滯，消化不良以及小兒痳疹。

48 蘑 菇

性味甘平。是高蛋白低脂肪的佳品，含鐵亦高，此外含有豐富的核苷酸、維生素B_1、維生素B_2、維生素C、尼克酸等物質。具有健脾開胃，解表透疹，化痰止咳的作用。適用於消化不良、食欲不振等病症。

五　慢性胃炎的四季食膳

【春季食膳】

1　蓮子粥

配料

蓮子50克，糯米50克，紅糖1匙。

製法

將蓮子用開水泡脹，剝皮去心。放鍋中，加冷水適量，用文火先煮半小時，至熟而不爛時盛起 。將糯米或粳米除去雜質，洗淨。將糯米或粳米倒入鍋內，加冷水適量，用武火燒開，倒入蓮肉及湯，加糖或蜂蜜，改用文火燉熟。

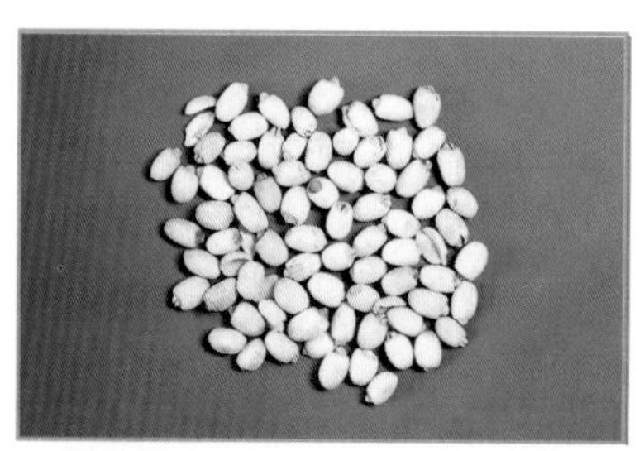
蓮子

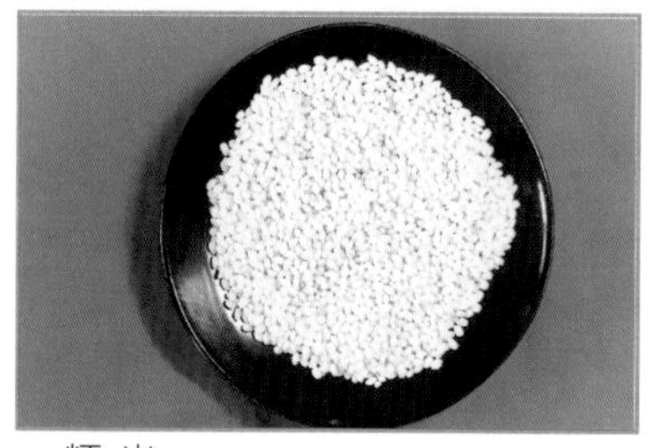
糯米

用法

脾胃虛寒者，宜吃蓮子糯米粥。

功效

健脾益胃，緩急止痛。

主治

適用於胃脘疼痛，綿綿不休、食後飽脹、悶寒不暢、食少納呆、倦怠乏力、大便不暢等症。

來源

《健康報》。

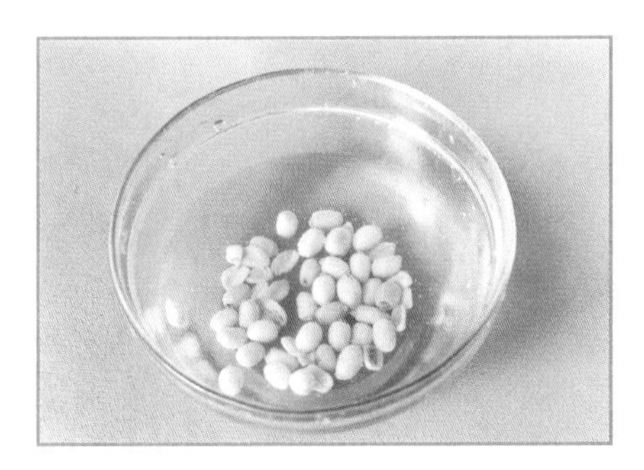

蓮子食用前必須用開水泡脹，剝去心。

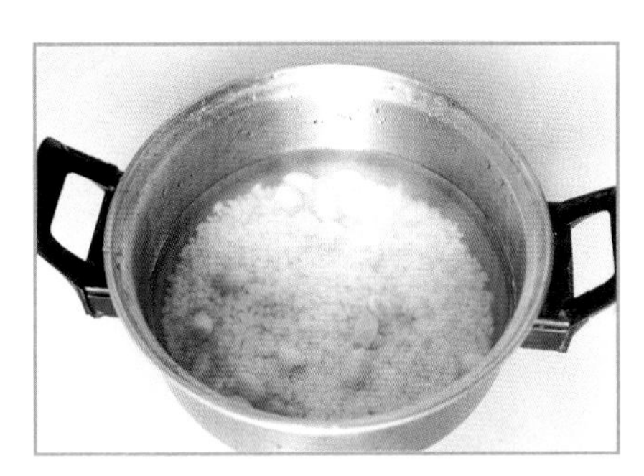

將蓮子倒入鍋中，加適量水，用文火煮30分鐘，盛出，再煮淘洗好的糯米，待煮開時加入蓮子肉和紅糖。

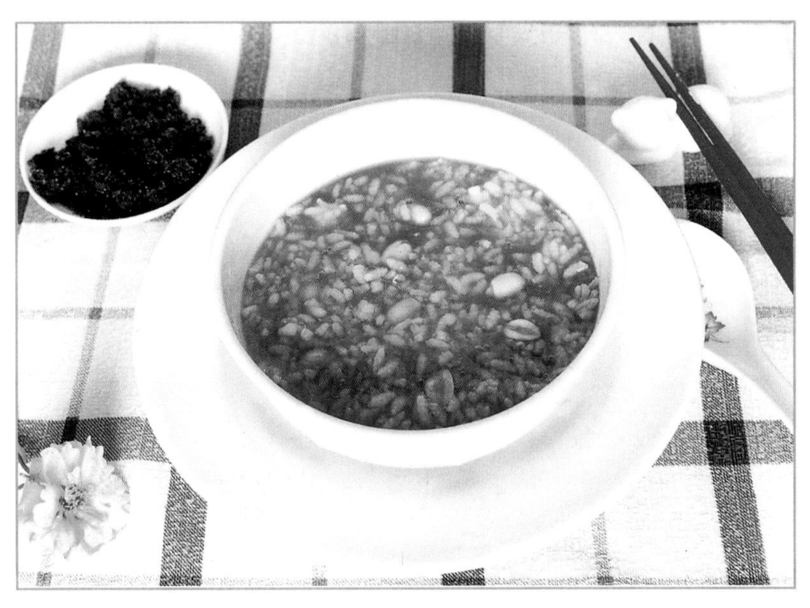

2 鮮藕排骨湯

配 料

鮮藕2千克，豬排骨2千克，大棗7枚，植物油、細鹽、黃酒適量。

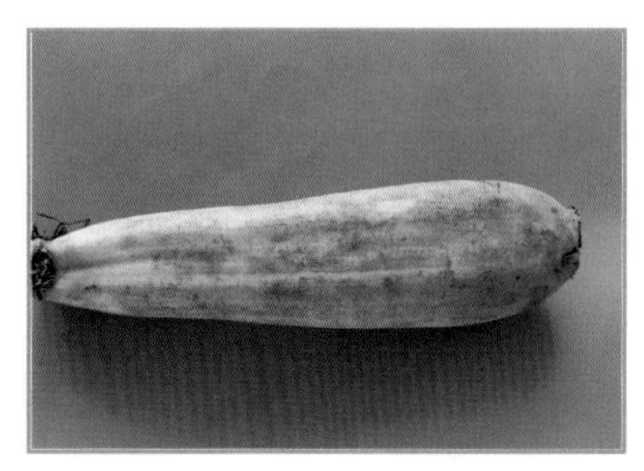

鮮 藕

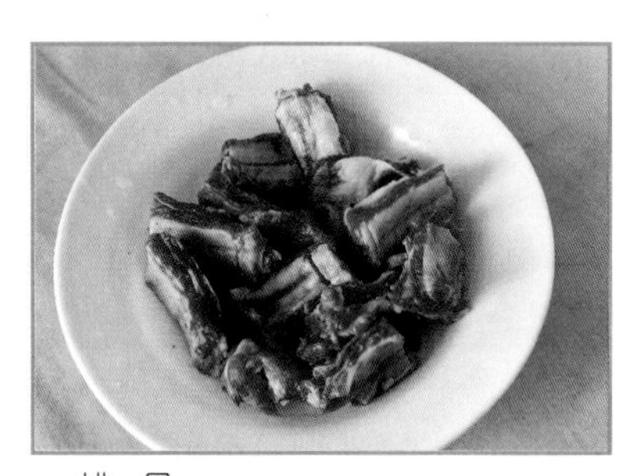

排 骨

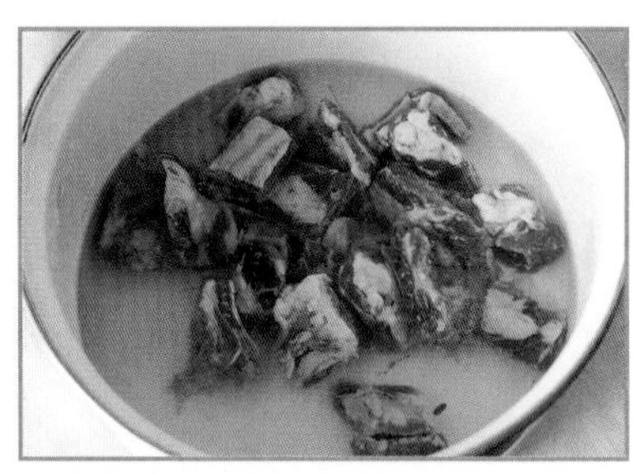

把切好的排骨洗淨，用開水燙。

製 法

將鮮藕洗淨，去節，切塊。排骨洗淨，濾乾，切塊。大棗用溫水浸泡片刻，洗淨備用。起油鍋，放植物油適量。用中火燒油熱後，倒入排骨，翻炒5分鐘，加黃油3匙。然後，燜燒7分鐘，至出油香味時，盛入大沙鍋內，再將藕塊倒入，加冷水浸沒。用武火燒開，加黃酒1匙後，改用文火煨2小時，加大棗7枚、鹽適量。再煨1小時，至湯汁濃，排骨與藕均酥爛時，即可。

用 法

宜在飯前空腹時服食，以利吸收。每日2次，每次1大碗。

功 效

補脾益腸，和胃消食。

主 治

適用於脾胃虛弱所致的倦怠乏力、少氣懶言、食少惡食、口中淡等症。

來 源

民間驗方。

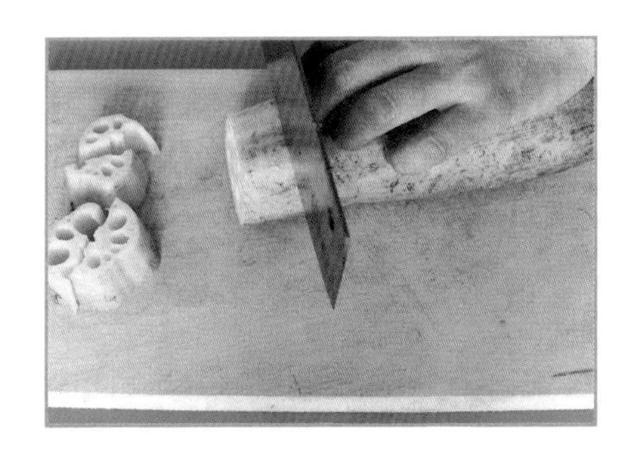

將鮮藕去節，切塊。鮮藕生用可清熱、涼血、活血化瘀。煮熟用可健脾、開胃、止瀉、生血，其成分有澱粉、蛋白質、維生素C及其他有益的化學成分。

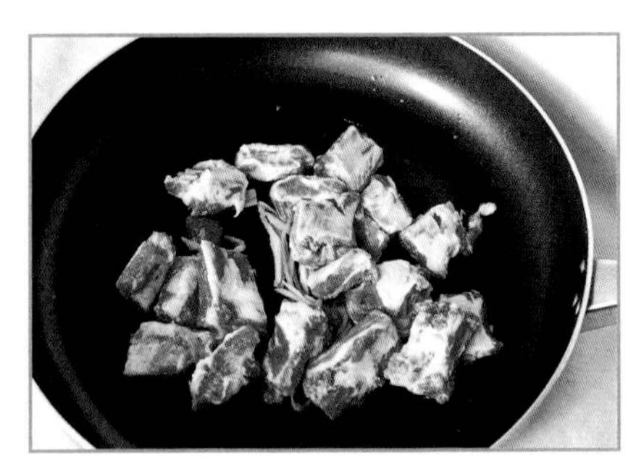

油鍋燒熱，倒入排骨，翻炒出香味時，加入藕塊、大棗，適量調料與水，煨至排骨與藕酥爛時即可。

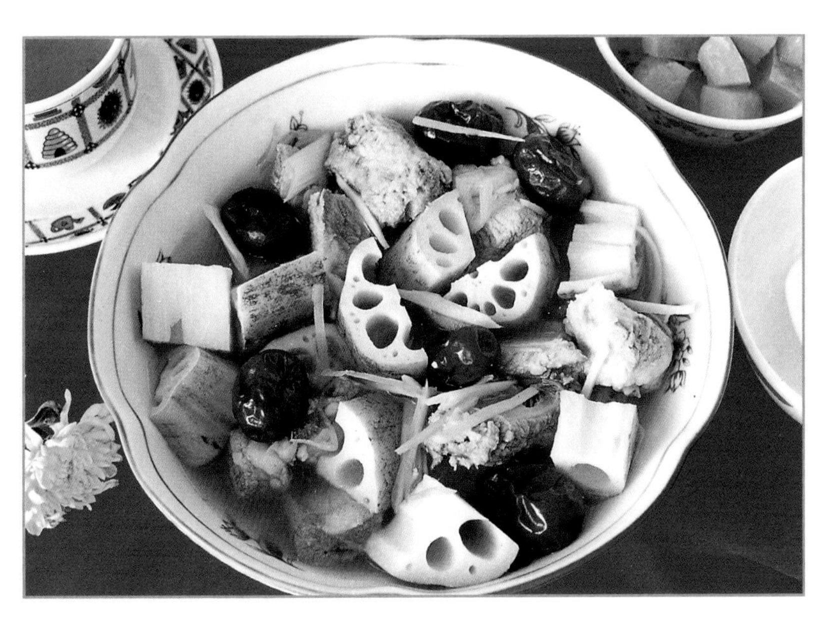

3 木耳紅棗湯

配 料

黑木耳25克，大棗15個。

製 法

用溫水將黑木耳發透，去雜質，洗淨後與大棗加適量水同煮成汁即可。

用 法

每日1劑，連用7天。

功 效

木耳含有蛋白質、脂肪、糖、鈣、磷、鐵、胡蘿蔔素、硫胺素、核黃素、尼克酸等物質，可治腸風、血性痢疾；大棗則補脾和胃，益氣生津，兩者合用，具有補益氣血的作用。

主 治

適用於脾胃虛弱所致的脘腹隱痛、食後腹脹、面色萎黃、倦怠乏力、食少納呆等症。

來 源

民間方。

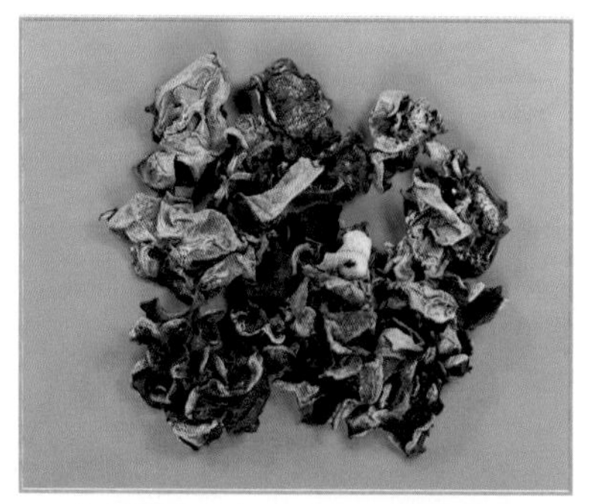

木耳可治療血尿、痔瘡便血、婦女崩漏等。不但益於脾胃，還能涼血、止血。

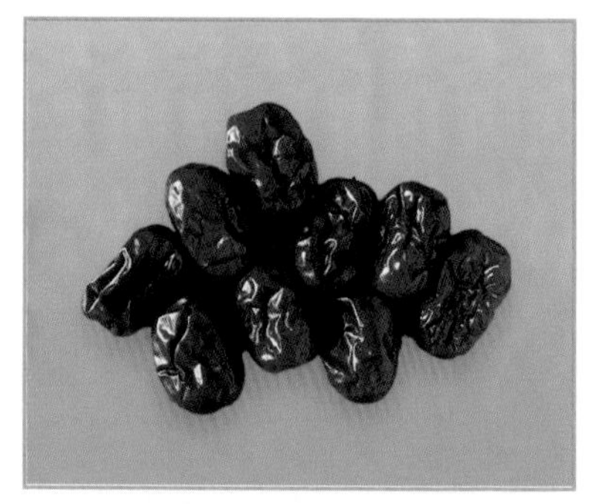

現代醫學研究表明，大棗具有保護肝臟、增強肌力、增加體重的功效。

將木耳用溫水發透，去雜質，撕成小塊。

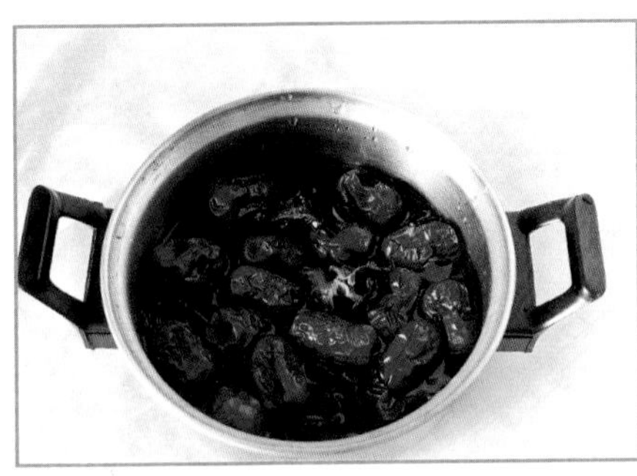

將發洗好的木耳與大棗放入鍋中，加適量水煎煮30分鐘。

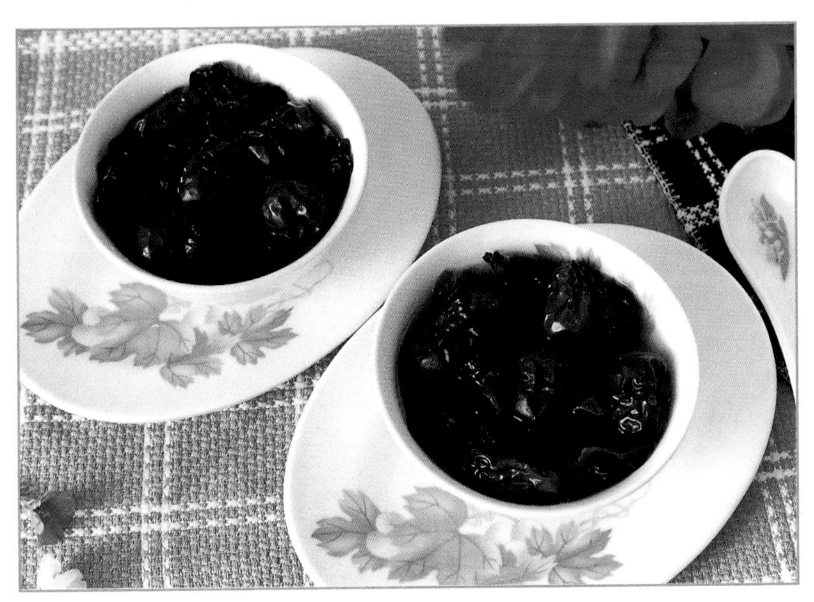

4 酸甜豬肚湯

配 料

豬肚100克，山楂片120克，冰糖60克。

製 法

將豬肚清洗乾淨，切成絲，把山楂片放入鍋內，加水適量用武火燒開後，用文火慢燉，爛熟後放入冰糖即成。

用 法

空腹趁熱服用，每日2次，每次1碗，連服4天。

功 效

豬肚有甘溫之性，具補虛損、健脾胃之功效，可治療泄瀉、下痢、小便頻數等；山楂含有酒石酸、檸檬酸、山楂酸、黃酮類、內脂、皂苷、維生素C、蛋白質與脂肪等，有抗菌作用，能消食，有活血化瘀和健脾消食之效。

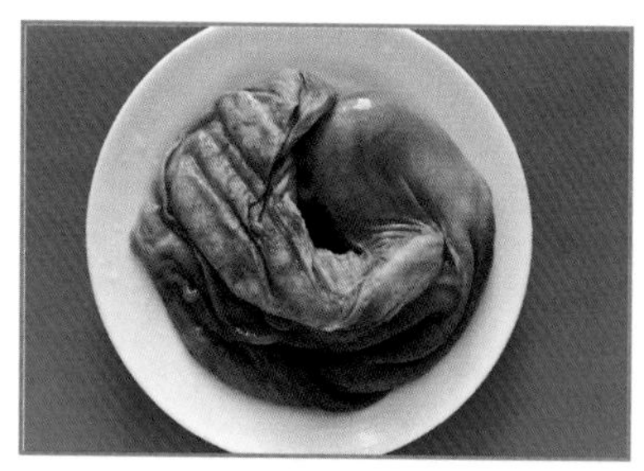

豬肚能補虛損、健脾胃。

主 治

適用於脾胃虛弱所致的食後飽脹、噯腐吞酸、大便不爽、胃脘隱痛等症。

來 源

民間驗方。

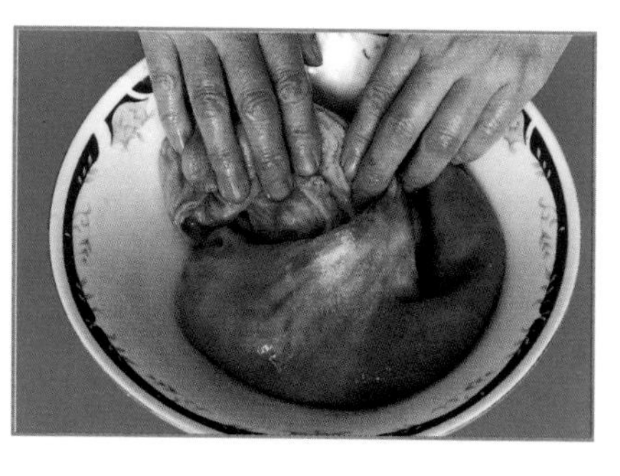

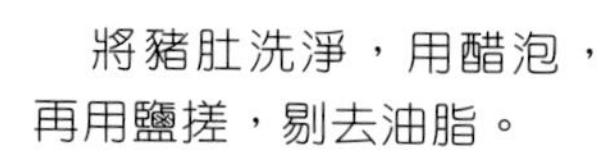

將豬肚洗淨，用醋泡，再用鹽搓，剔去油脂。

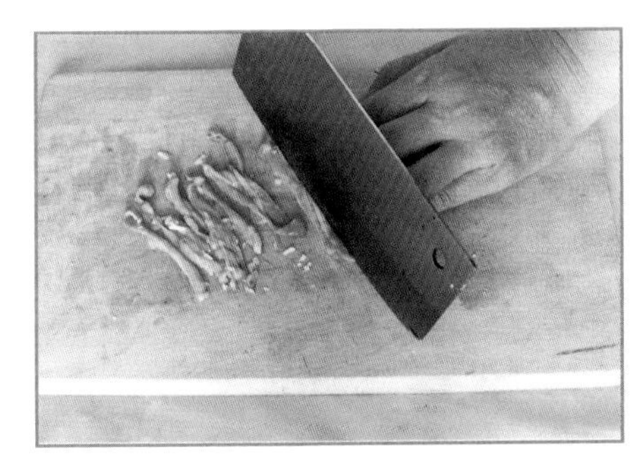

將清洗好的豬肚切成細絲

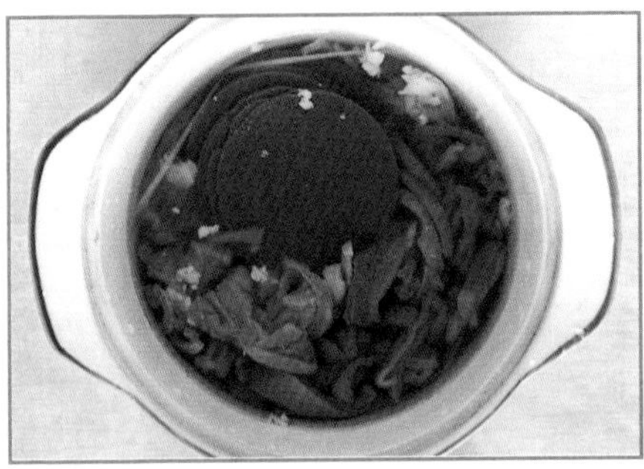

把豬肚絲與山楂片放入沙鍋中，加適量水武火燒開後，用文火慢燉，爛熟後放入冰糖調味。

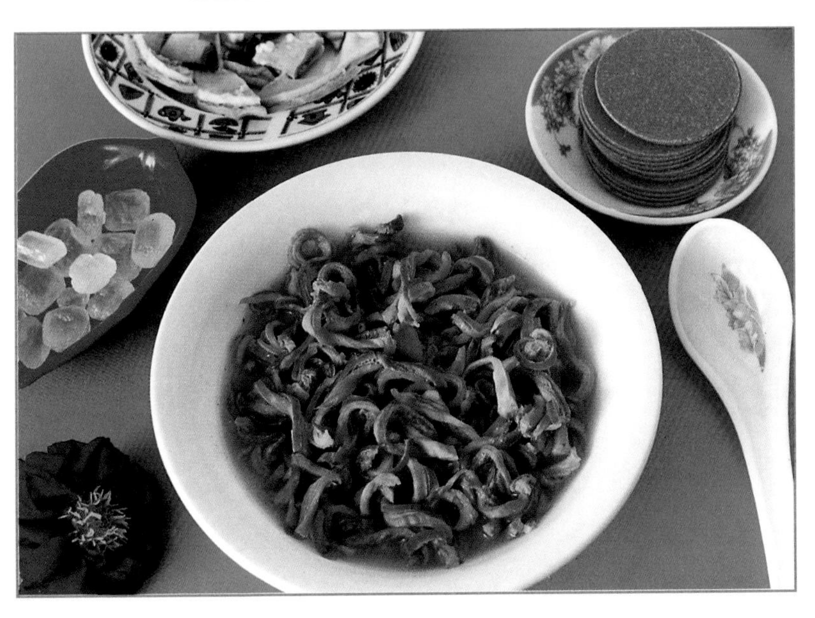

5 胡蘿蔔炒肉片

配 料

胡蘿蔔250克，豬肉100克，植物油25克，蔥、薑、香菜、鹽、醬油、醋、味精各適量。

製 法

將胡蘿蔔洗淨切成片狀，豬肉也切成片狀。鍋內加植物油燒熱，下蔥、薑絲熗鍋，加肉片翻炒，再加胡蘿蔔片、醋、醬油、鹽，炒熟後加味精、香菜翻炒即成。

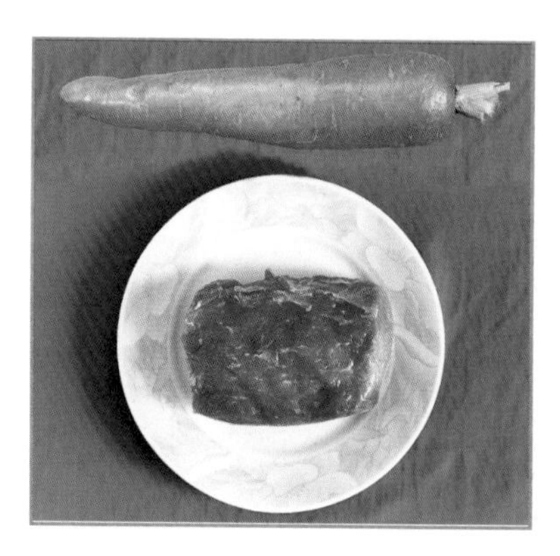

胡蘿蔔含有多種胡蘿蔔素、維生素B_1、維生素B_2和花色素，具有健脾、消食化滯作用，可治療消化不良、久痢等。

豬肉含有蛋白質、脂肪、碳水化合物、灰分、鈣、磷、鐵等，可滋陰、潤燥，入脾胃經。二者合用可治療慢性胃炎病症，有利於脾胃功能的恢復，促使食物的消化和吸收。

用 法

佐餐食用。

功 效

健脾益胃。

主 治

適用於脾胃虛弱所致的胃脘痞滿、隱隱作痛、神疲、倦怠乏力、納少便溏、少氣懶言等症。

來 源

民間驗方。

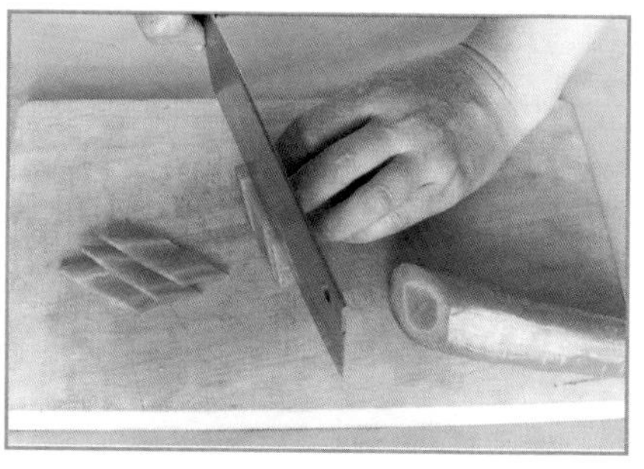

將胡蘿蔔洗淨，切片。

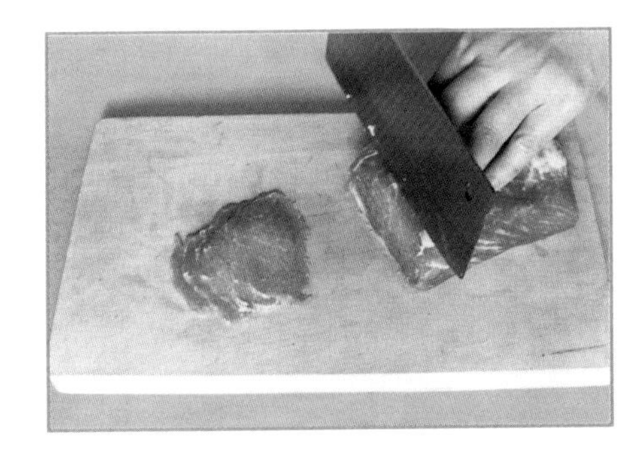

將豬肉洗淨，切成薄片。

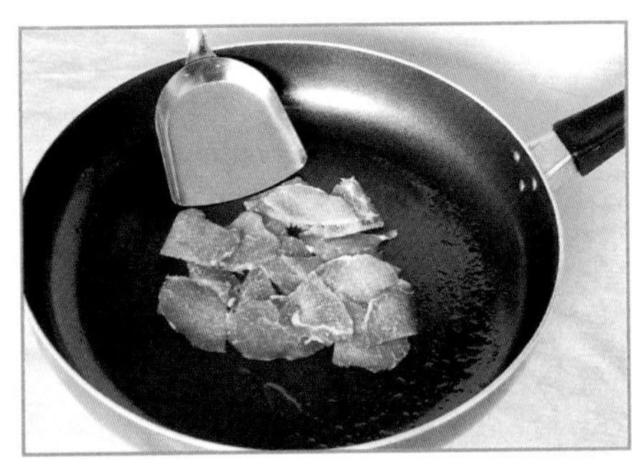

鍋內加植物油，燒熱下蔥、薑絲熗鍋，加肉片翻炒，再加胡蘿蔔片、醋、醬油、鹽，炒熟後加味精、香菜翻炒即成。

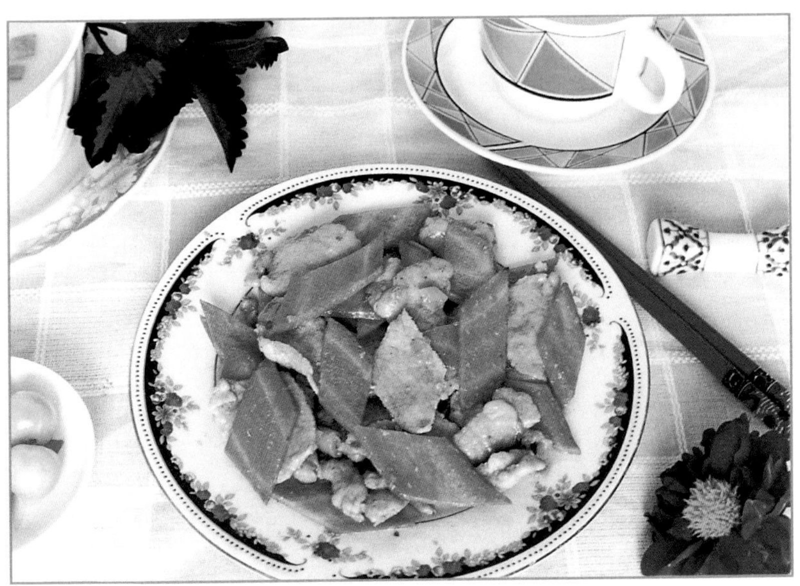

6 蘿蔔餅

配料

白蘿蔔250克，葱白20克，麵粉250克，瘦豬肉100克，生薑15克，食鹽、植物油適量。

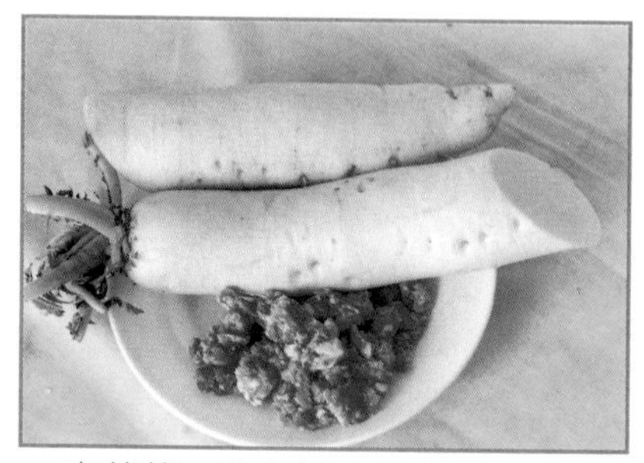

白蘿蔔、豬肉餡。

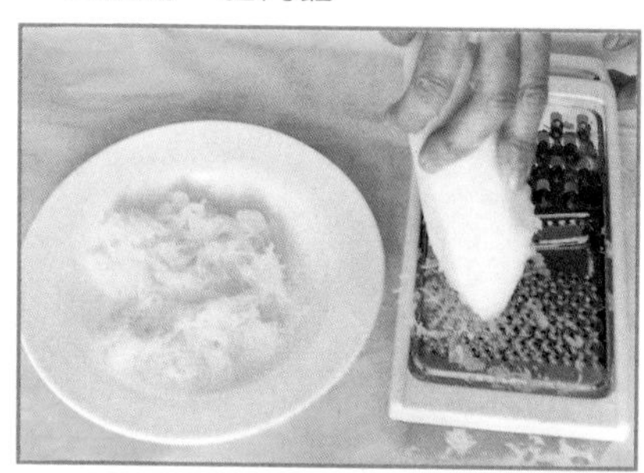

插蘿蔔絲

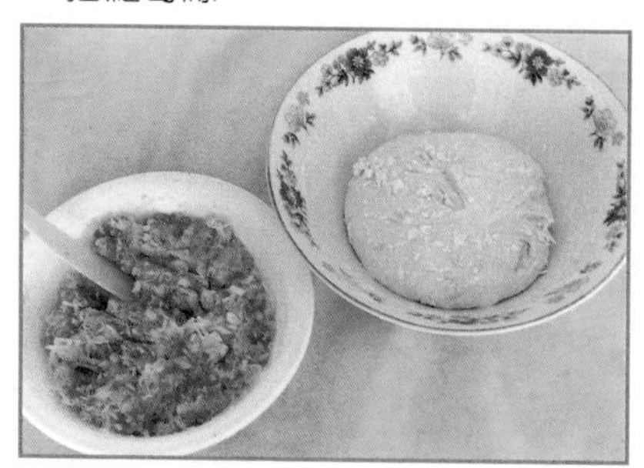

和餡、和麵。

製法

將白蘿蔔洗淨，切成細絲，用植物油炒至五成熟時待用。再將豬肉、白蘿蔔絲、生薑剁碎，加入食鹽調成白蘿蔔餡。將麵粉加適量水，和成麵團，軟硬程度與餃子皮軟硬度一樣，分成若干小團。將麵團搓成薄片，將白蘿蔔餡填入，製成夾心小餅，放入油鍋內，烙熟即成。

用法

可長期食用。可改善胸悶不飢、惡心嘔吐、身重倦怠或小便黃澀等症。

功效

消食化痰，健脾和胃。

主治

適用於痰濁中阻所致的胃脘痞悶。

來源

《清宮食譜》。

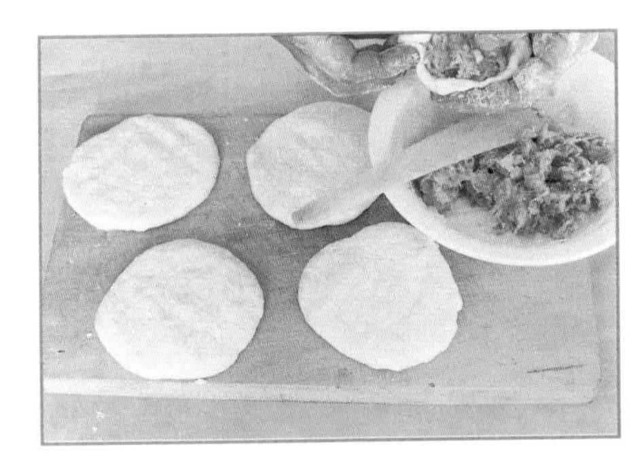

將麵團搓成薄片，將白蘿蔔餡填入，製成夾心小餅。

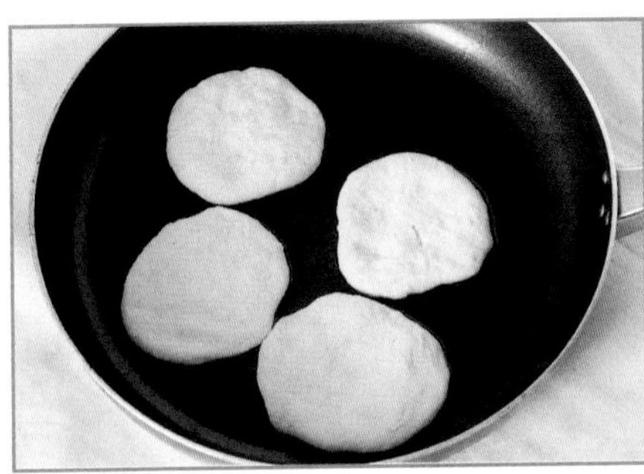

把製成的餡餅放入油鍋中烙熟

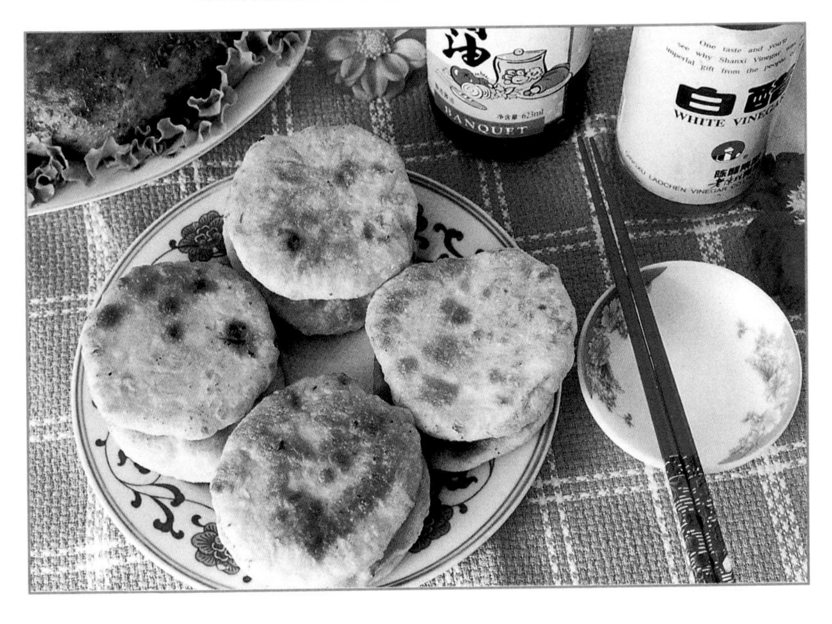

7 木耳粥

配料

黑木耳10克，粳米50克，大棗5枚，冰糖適量。

製法

將黑木耳放入溫水中泡發，擇去蒂，除去雜質，撕成瓣。將粳米淘洗乾淨。大棗選肥而未被蟲蛀者，用溫水泡發洗淨。將上述三種材料入鍋，加水適量，先用武火煮沸，移文火燉熟爛後，加入冰糖即成。

用法

每天早晚2次服用。

功效

養胃陰、潤肺止咳。

主治

適用於肺胃陰虛而見胃痛隱隱，似火灼燒、飢餓不欲食、咳嗽、咽乾、少痰等症。

來源

《養老奉親書》。

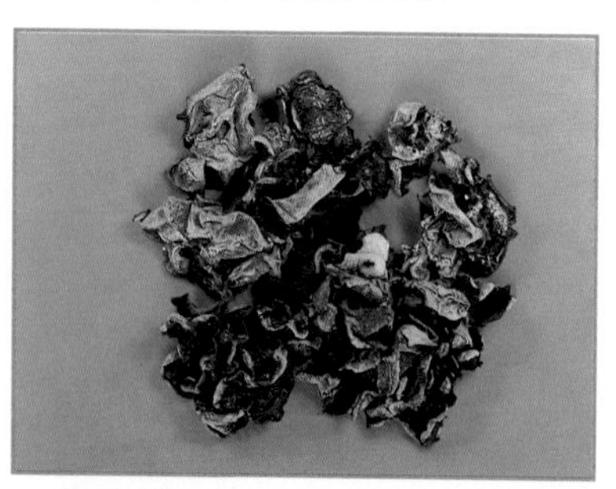

黑木耳

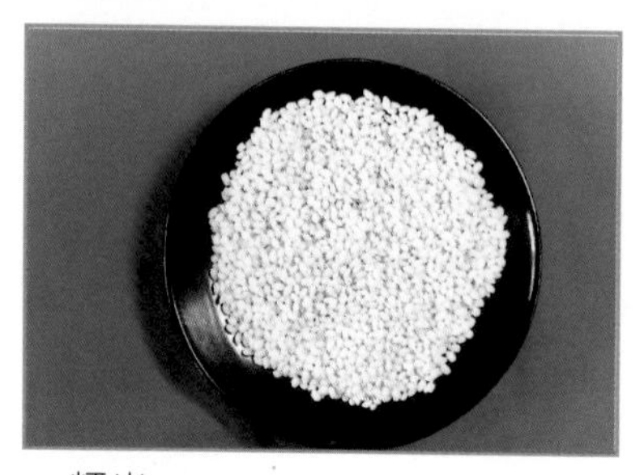

粳米

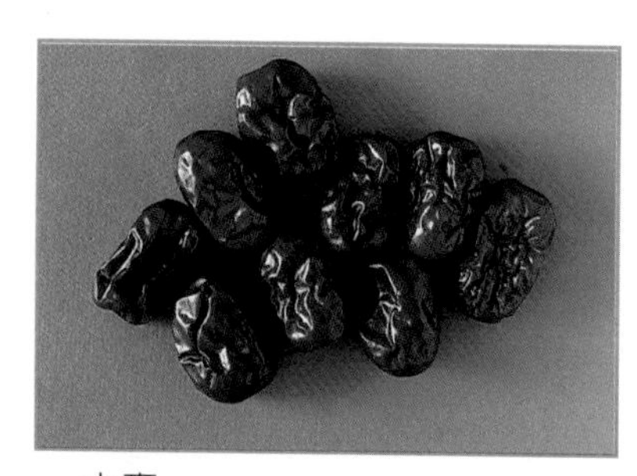

大棗

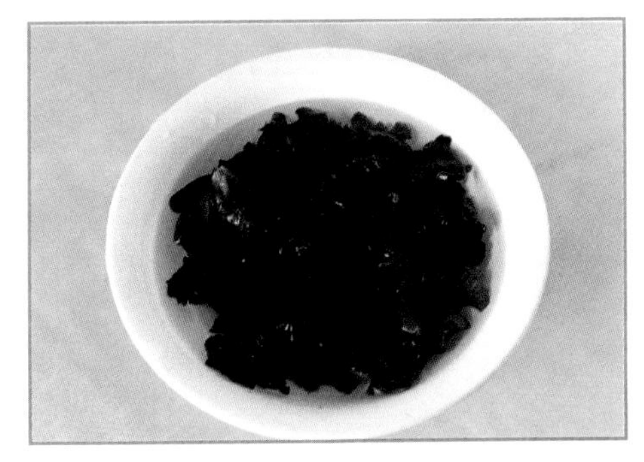

將黑木耳放入水中浸泡

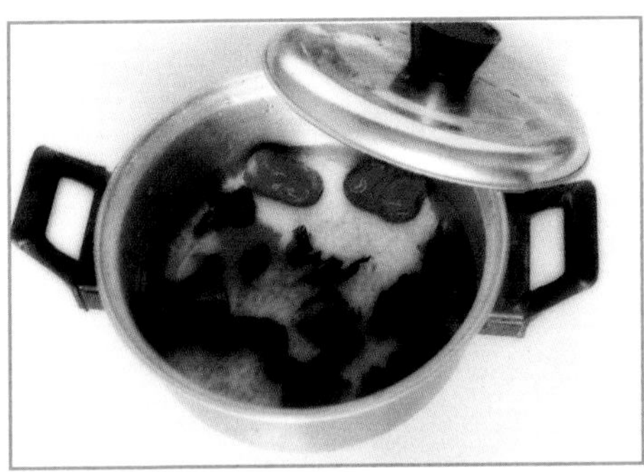

將黑木耳、大棗及粳米入鍋，加水適量。

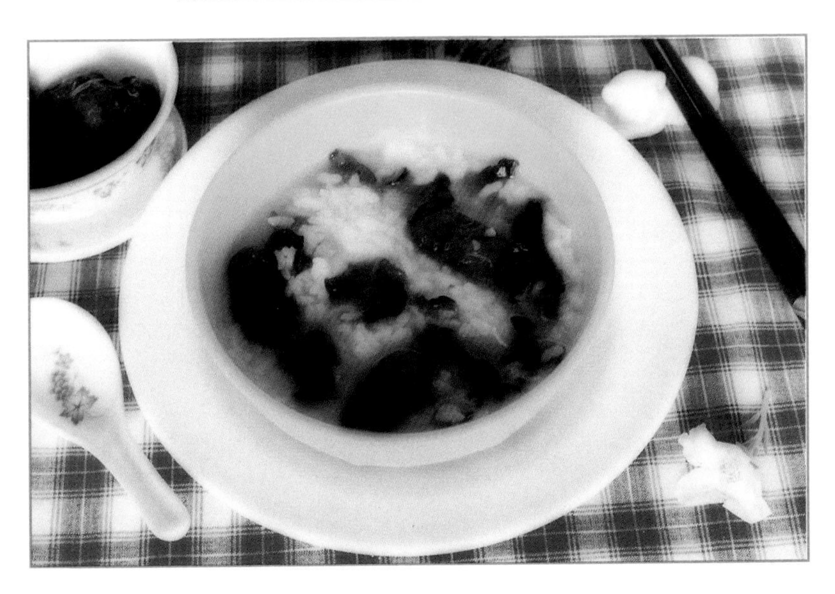

8 大棗香菇湯

配料

大棗15枚，香菇15個，生薑、熟花生油、料酒、食鹽、味精各適量。

製法

將香菇洗淨泥沙。大棗洗淨，去核。將香菇、大棗、食鹽、味精、料酒、薑片、熟花生油少許一起放入蒸碗內，加適量清水，蓋嚴，上籠蒸60～90分鐘，出籠即成。

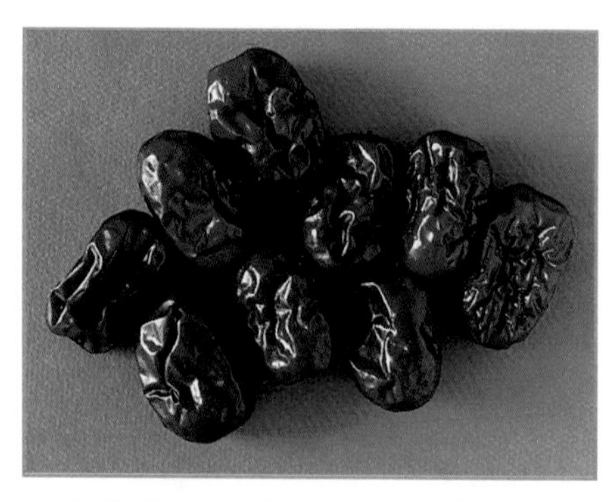

大棗富含各種營養，具有保肝，增強體肌力作用。

用法

佐餐食用。

功效

健脾益胃。

主治

適用於脾胃虛弱所致的胃脘痞悶不適、少氣懶言、倦怠乏力、納呆食少、體弱等症。

來源

《仁壽錄》。

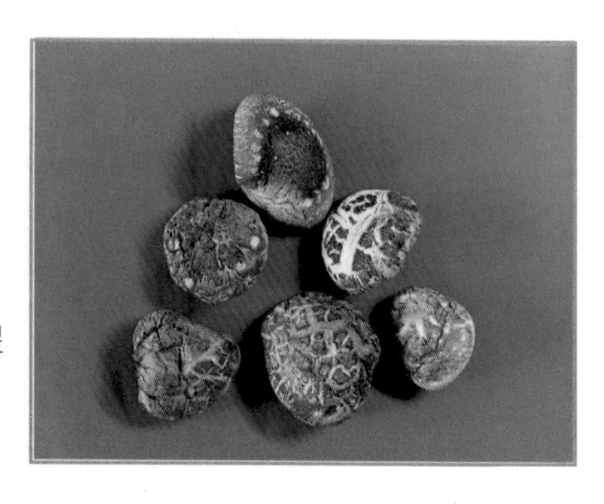

香菇味道鮮美，營養豐富，能增強機體免疫功能，抑制癌腫生長。

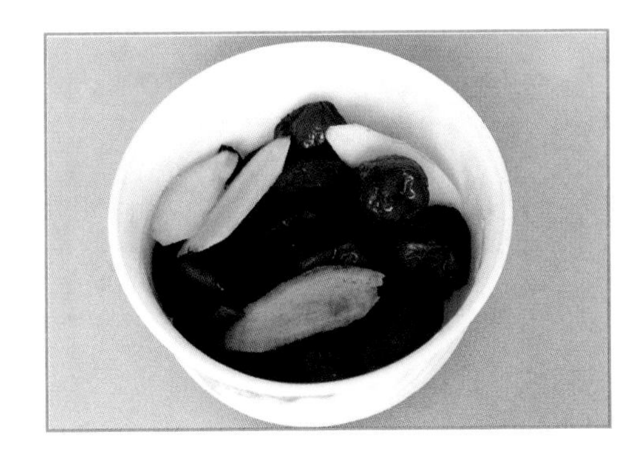

將洗淨的大棗、泡好的香菇放入碗中，加清水、食鹽、生薑。

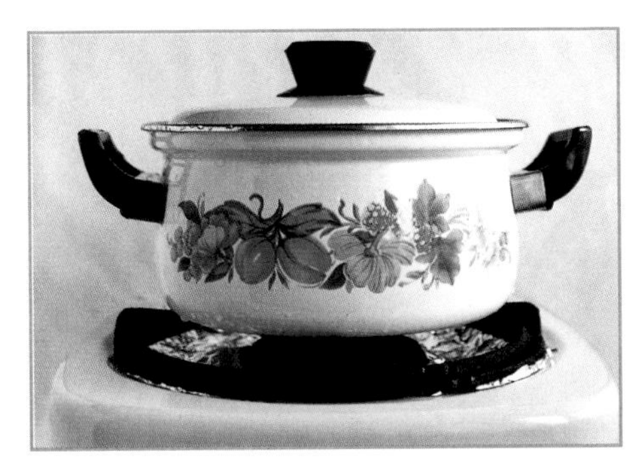

放入鍋中蒸1小時

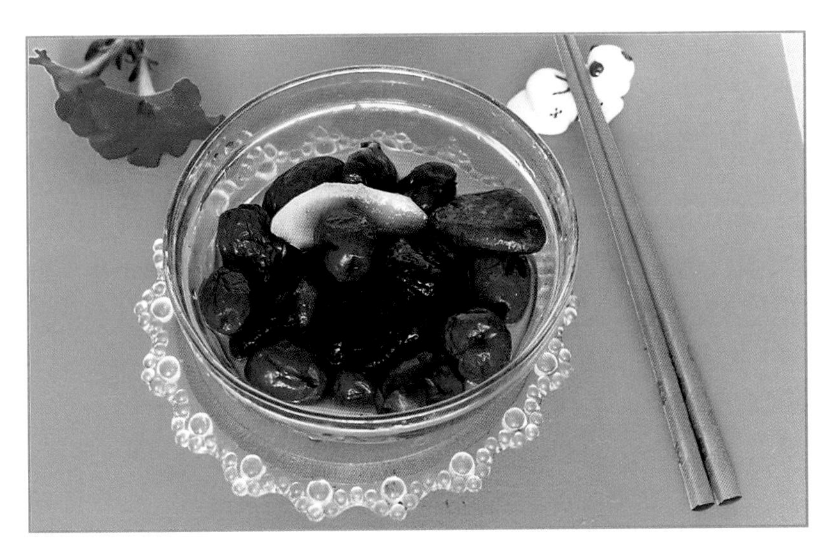

9 芪棗甲魚湯

配 料

甲魚1隻(約500克)，黃芪30克，大棗10枚，料酒、生薑、鹽少許。

製 法

將鮮活甲魚宰殺，用沸水燙後，同黃芪、大棗放入沙鍋中，加水適量武火燒開。加入料酒、鹽、生薑後改用文火燉2個小時，至甲魚肉爛熟即可。

用 法

去甲殼，吃甲魚肉及棗，喝湯。

功 效

黃芪有補中氣、益脾胃之效，可治療脾虛、泄瀉、脫肛、氣虛血少、崩帶等。甲魚含蛋白質、脂肪、糖類、煙酸、維生素B_1、維生素B_2等成分，肉味鮮美，營養價值高，滋補作用強，性平而不溫不燥。兩者配大棗共奏溫補脾陽之效。現代醫學研究證實，黃芪具有改善免疫功能；強心降壓，改善心臟供血；抗血小板聚集而降血稠；抗衰老及抗病毒等藥理功效。

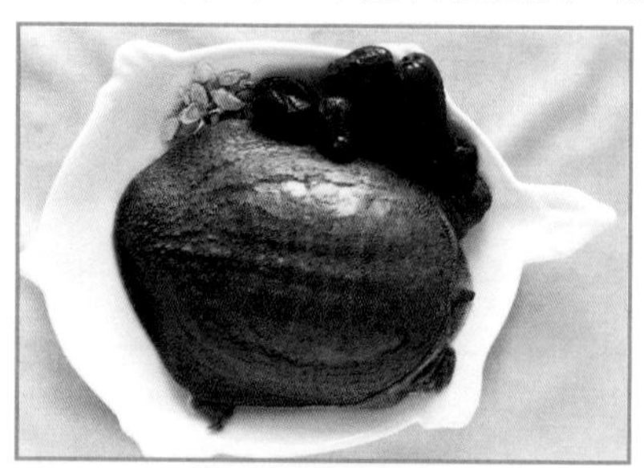

甲魚、大棗、黃芪。

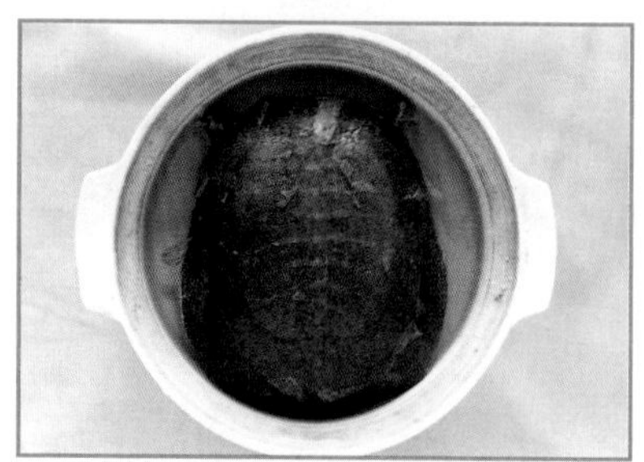

將甲魚去頭、足，用沸水燙一下。

主 治

適用於脾胃虛寒所致的胃脘痞悶、四肢不溫、泛吐、清水稀涎、納少神疲等症。

來 源

經驗方。

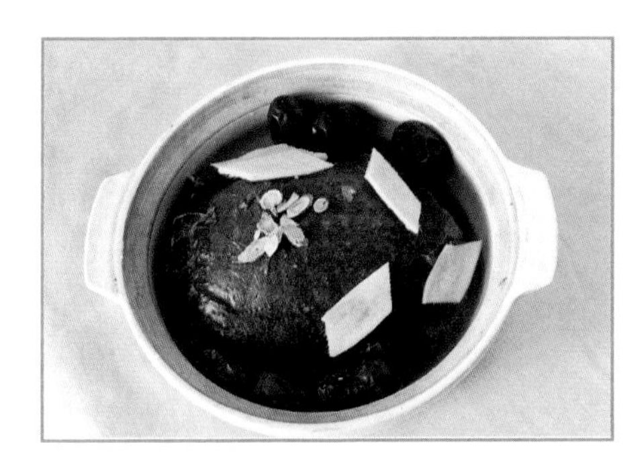

將燙好的甲魚，洗淨的黃芪、大棗一起放入沙鍋，加適量水。

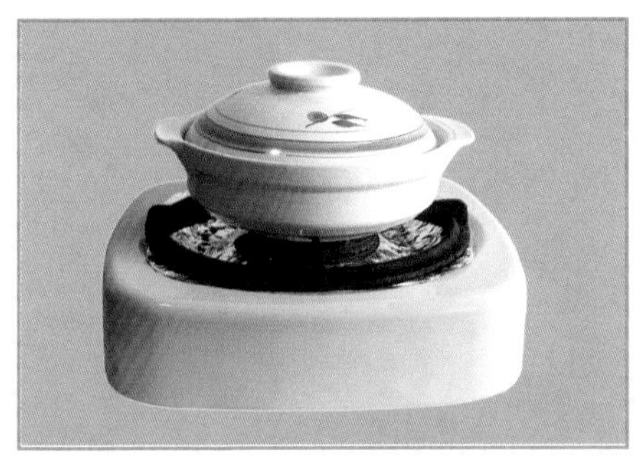

先用武火燒開，再加入料酒、鹽、生薑，用文火燉2個小時，至甲魚肉爛熟即可。

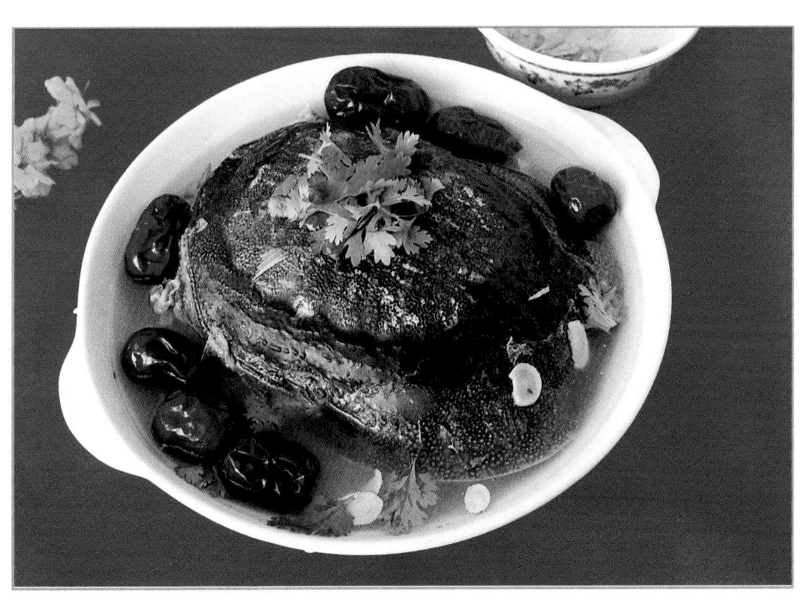

10 黃芪母雞湯

配料

黃芪50克，母雞1隻，葱白、生薑、細鹽各適量。

製法

將母雞宰殺，去毛除內臟，洗淨，用開水燙一下備用。將雞同黃芪、葱、薑一同放入沙鍋內，加水煨至爛熟。撈出黃芪及葱薑，加入少量細鹽，再燜15分鐘，即成。

用法

每天1～2次，每次喝湯1小碗，空腹熱服，連用5天。

功效

雞肉富含水分、脂肪、灰分、硫胺素、核黃素、尼克酸及鈣、磷、鐵等成分，性屬溫，有溫中益氣之效，適用於脾胃虛弱、飲食量少、泄瀉等、配合黃芪可增強補中氣、益脾胃的功能。

主治

適用於脾胃虛弱所致的胃脘痞悶、倦怠食少、少氣懶言、便溏等症。

來源

經驗方。

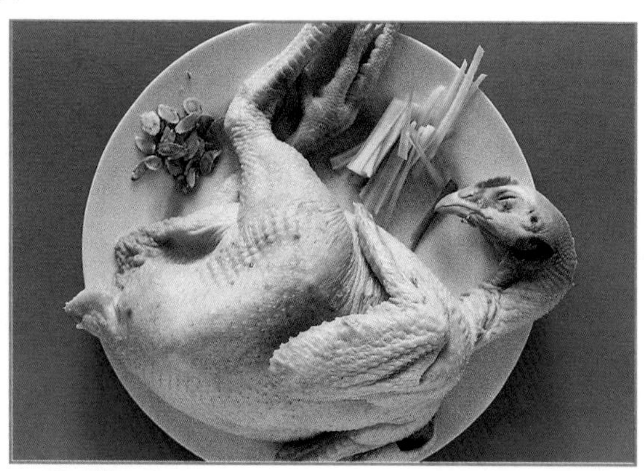

母雞

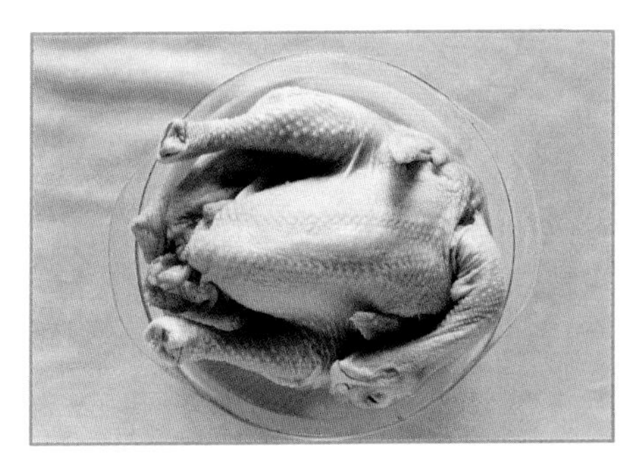

將母雞宰殺後，洗淨，用開水燙一下。

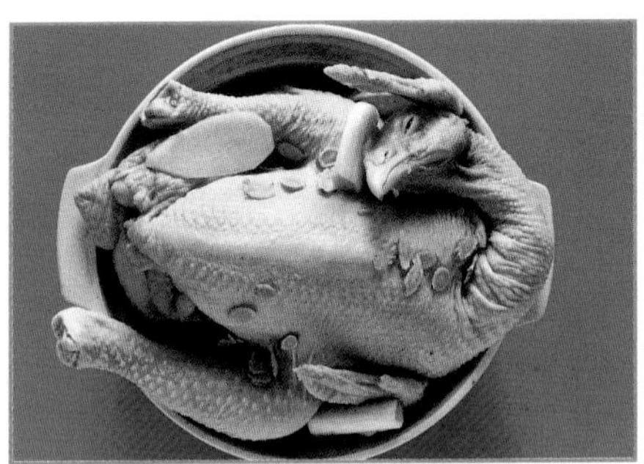

將處理好的雞、黃芪、蔥、薑一同放入沙鍋內，加水煨至爛熟。

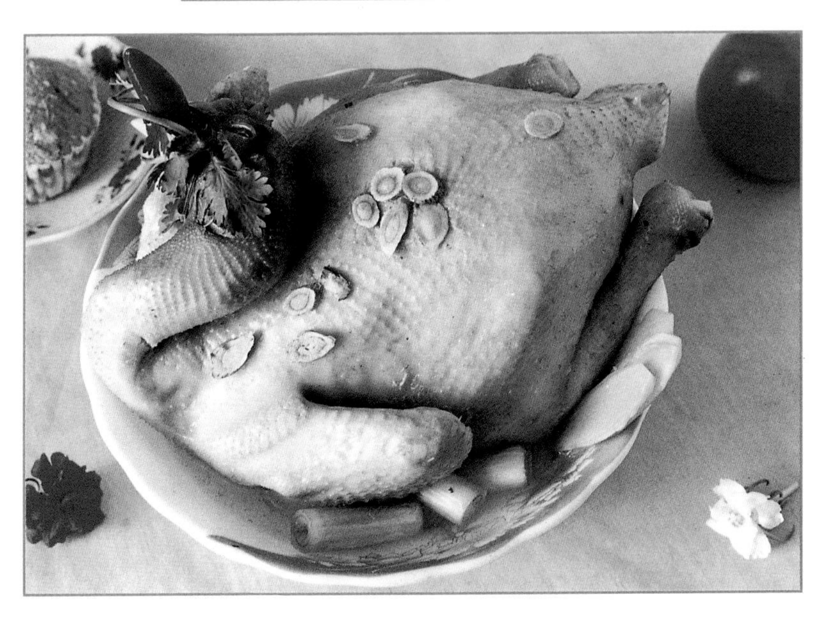

11 人參蓮子湯

配 料

白人參10 克，冰糖30 克，蓮子10 枚。

製 法

將白人參、蓮子（去心）放碗內加水適量泡發，再加入冰糖。將碗置蒸鍋內，隔水蒸1 小時即成。

用 法

喝湯，吃蓮子肉。人參可連續使用3 次，次日再加蓮子、冰糖和水，如上法蒸服，第3 次可連人參一併服用。

功 效

人參補益脾氣，改善氣血虛弱、食欲不振，且有大補元氣作用。蓮子補益脾氣，澀腸止瀉以改善虛瀉、便溏。冰糖能補中，健脾胃。共用可起到益氣健脾的功效。

主 治

適用於脾胃虛弱所致的胃脘痞悶、少氣懶言、倦怠乏力、納少便溏、神疲等症。

來 源

經驗方。

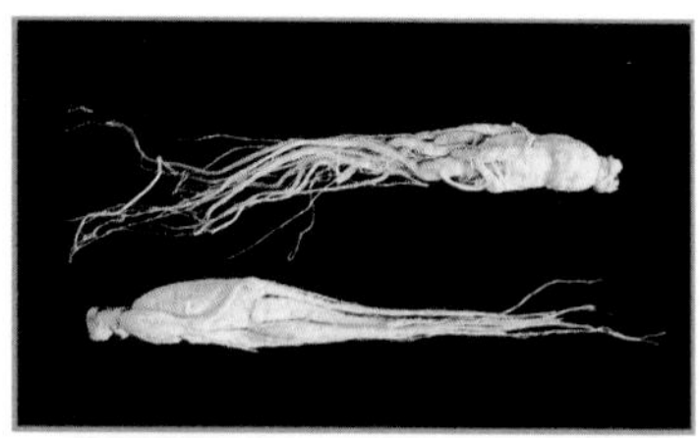

白人參

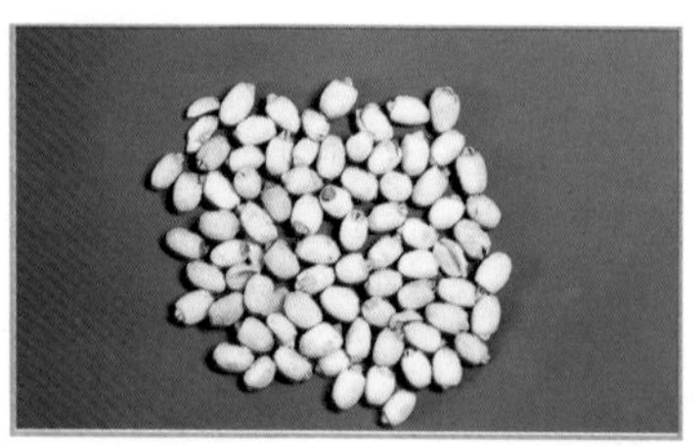

蓮子含多量的澱粉、棉子糖、蛋白質等，不但有益於脾胃，還可降壓，抗心律失常。

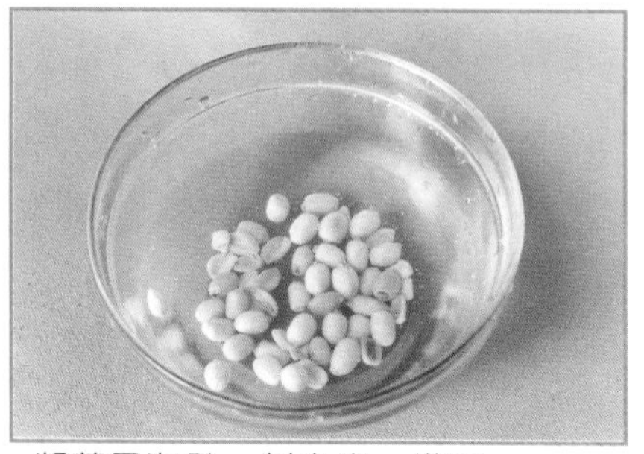

將蓮子泡發，剝去心，備用。

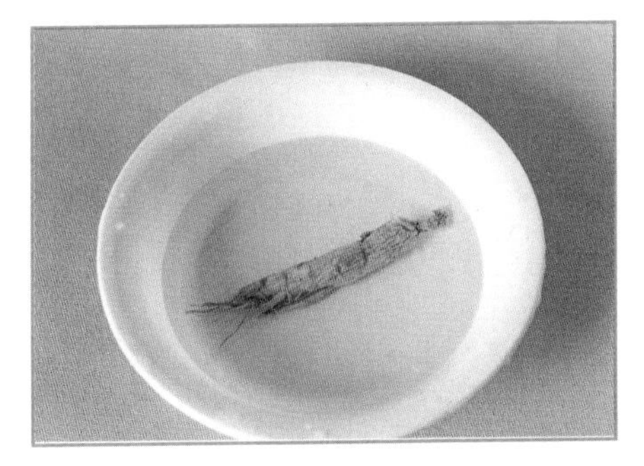

人參的主要有效成分為人參皂苷，人參多糖，促進物質代謝改善血脂水平，提高心臟供血，促進內分泌的改善，能抗疲勞、抗衰老，提高機體免疫功能，有明顯的抗胃潰瘍作用。

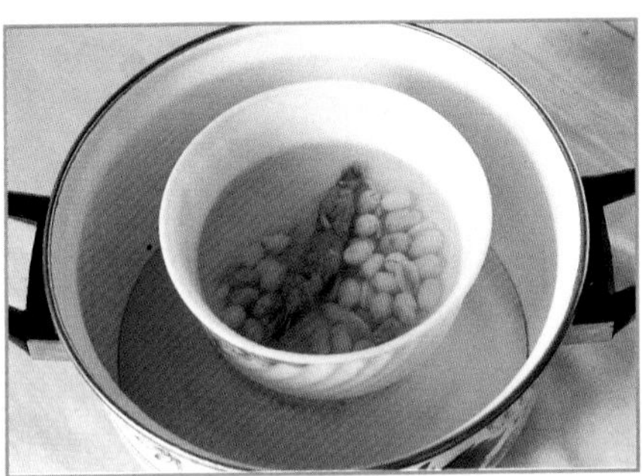

將放有白人參、蓮子的碗放入蒸鍋內，隔水蒸 1 小時即可。

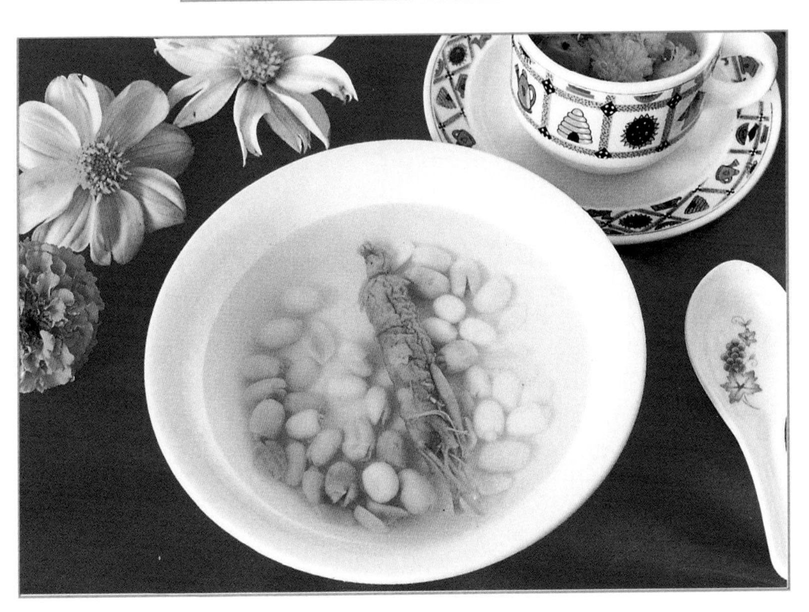

12 山藥羊肉湯

配料

羊肉500克，山藥50克，葱白30克，薑15克，胡椒粉6克，黃酒20毫升，鹽3克。

製法

將羊肉剔去筋膜，洗淨，略劃幾刀，再放入沸水鍋中焯去血水。 葱白洗淨切段，薑拍破。山藥用清水浸潤透，切成2厘米長的段狀。將羊肉、山藥放入鍋內，加清水適量及葱白、薑、胡椒粉、黃酒，先用大火燒沸後撇去浮沫，再轉用小火將羊肉燉至酥爛，撈出羊肉晾涼。 將羊肉切成片狀，裝入碗中，再將原湯除去葱白、薑，加鹽、味精調味，連同山藥倒入碗內即可。

用法

佐餐食用。

功效

溫陽益氣健脾。

主治

適用於脾胃虛寒所致的胃脘隱痛、喜溫喜按、四肢不溫、大便稀溏等症。

來源

經驗方。

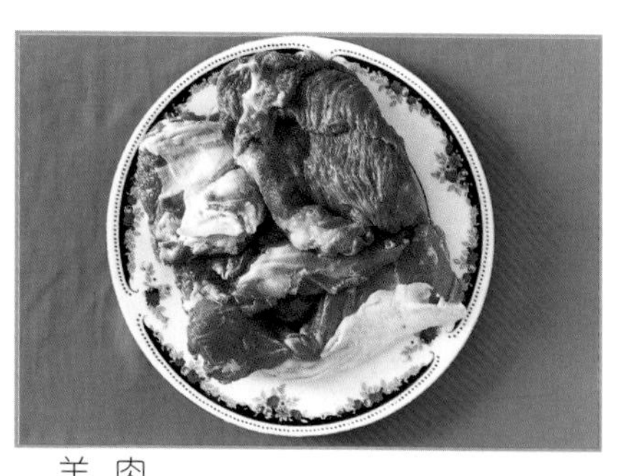

羊 肉

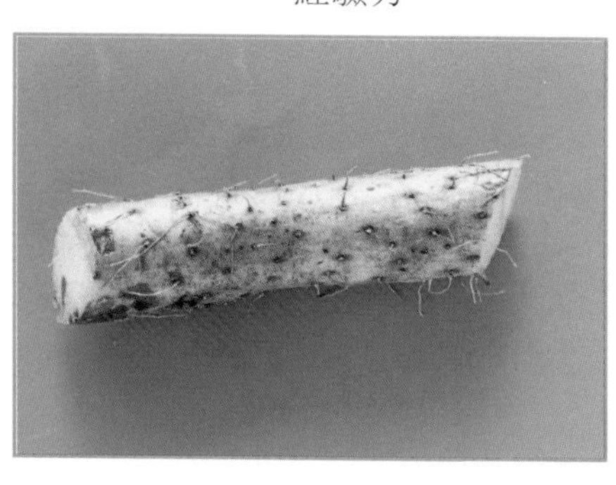

山藥可以健脾，能治脾虛瀉泄。不但能止瀉，還具有調節血糖和祛痰作用。

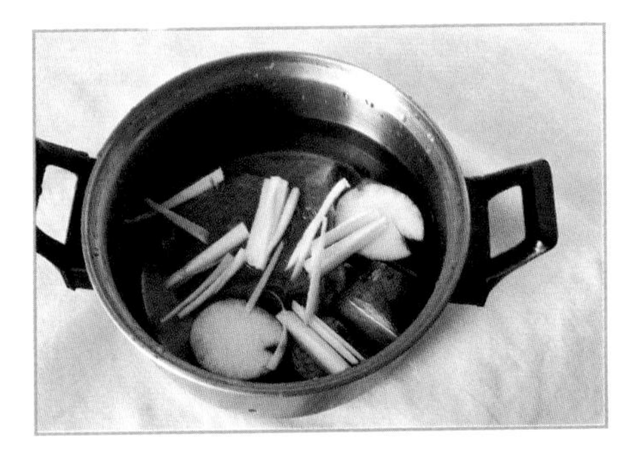

羊肉含水分、蛋白質、脂肪、核黃素、膽固醇等。性屬溫，能溫中補虛，可緩解胃脘冷痛、中虛反胃等。

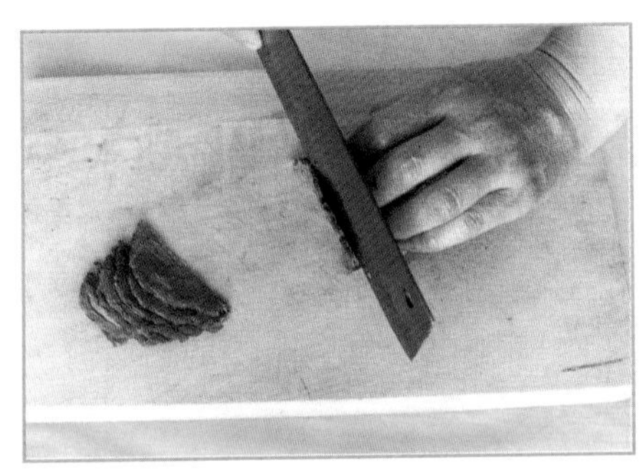

將羊肉洗淨，焯去血水，與山藥放入鍋中，加適量水及調料，煮至羊肉酥爛。撈出羊肉晾涼切片，即可。

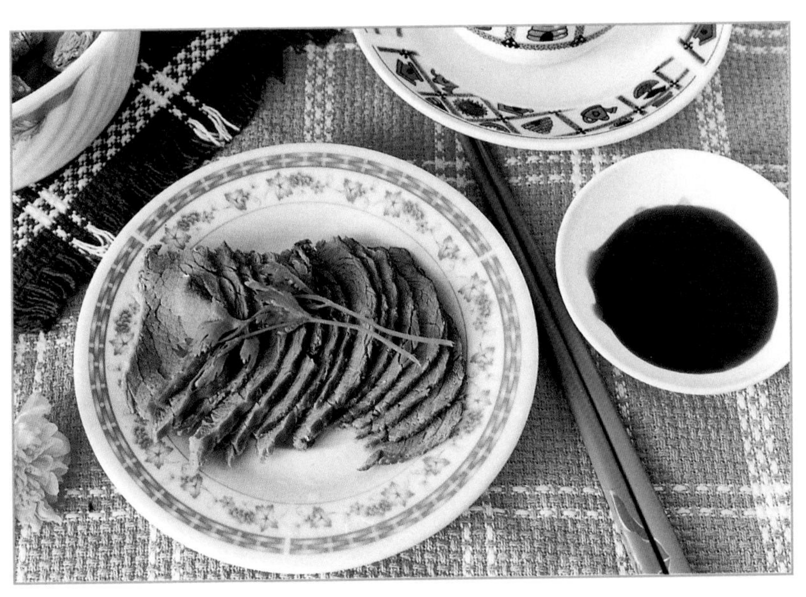

13 胡蘿蔔燉羊肉

配料

羊肉500克，胡蘿蔔500克，精鹽、薑塊、紹酒、八角、醬油、味精、蔥白、花椒、辣椒、胡椒粉各適量。

製法

將羊肉洗淨，入開水中煮幾分鐘，放入清水中漂洗乾淨，用刀切成塊狀。炒鍋內放上油，將花椒、辣椒、蔥白、八角炸一下，然後放入羊肉塊，用武火煸炒至變色，加入清水適量，再放入胡蘿蔔塊，燉2～3個小時，至羊肉爛熟，加入精鹽、味精、紹酒、胡椒粉，再稍燜一會兒，即成。

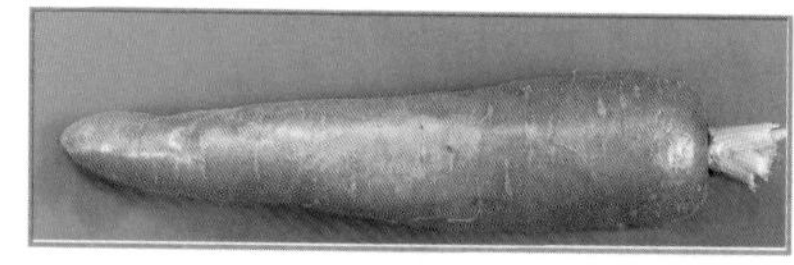

胡蘿蔔

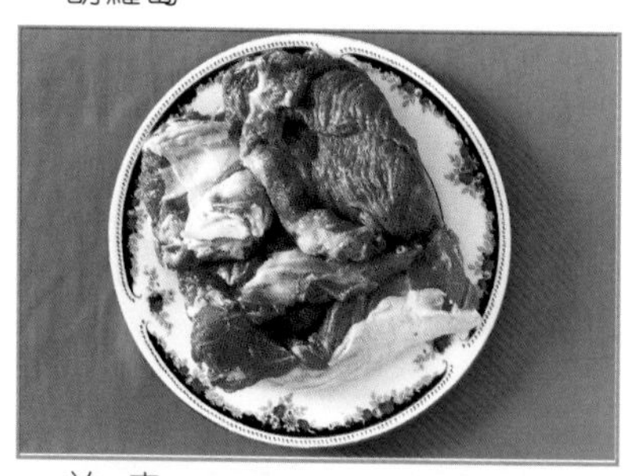

羊 肉

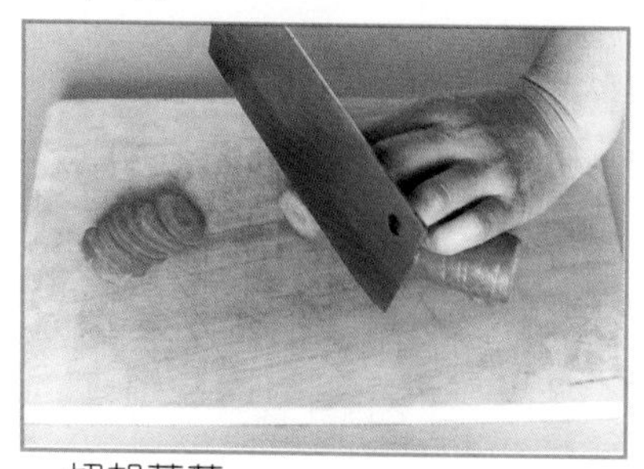

切胡蘿蔔

用法

喝湯食肉，空腹服食。每次1小碗。

功效

羊肉屬溫，能溫補脾胃虛寒，止胃脘冷痛。胡蘿蔔性屬平和，能健脾，化食滯，治療消化不良、腹瀉。該膳方具有溫中補虛，緩急止痛作用。

主治

適用於脾胃虛寒所致的胃脘隱痛、喜溫喜按、肢冷畏寒、體弱乏力等症。亦可適用於夜盲、貧血、肺結核等病。

來源

經驗方。

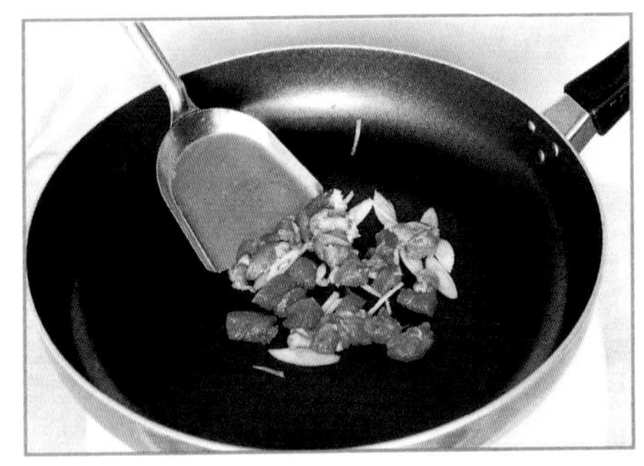

將羊肉洗淨，入開水中煮幾分鐘，切塊。油鍋加熱，下羊肉煸炒至變色時，加鮮湯和調料，中火燒30分鐘。

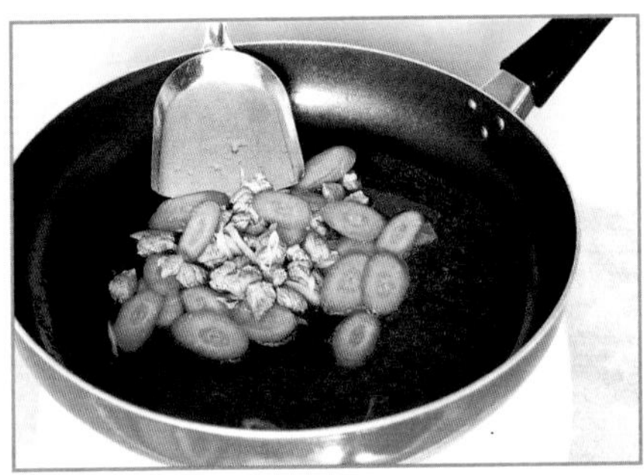

改用小火，加胡蘿蔔燒至爛熟，再加精鹽、味精調味。

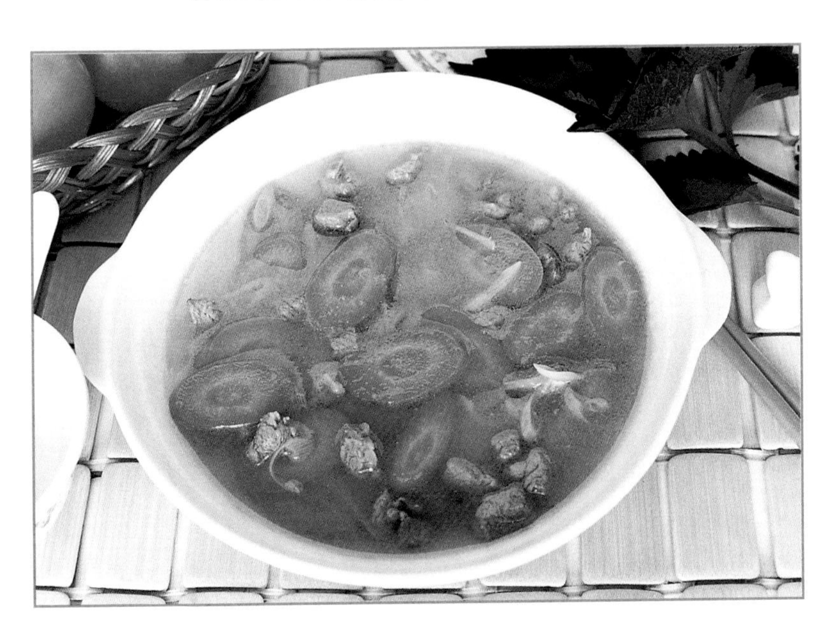

夏季食膳

1 白朮豬肚粥

配 料

白朮30克，豬肚1隻，粳米50克，生薑5克。

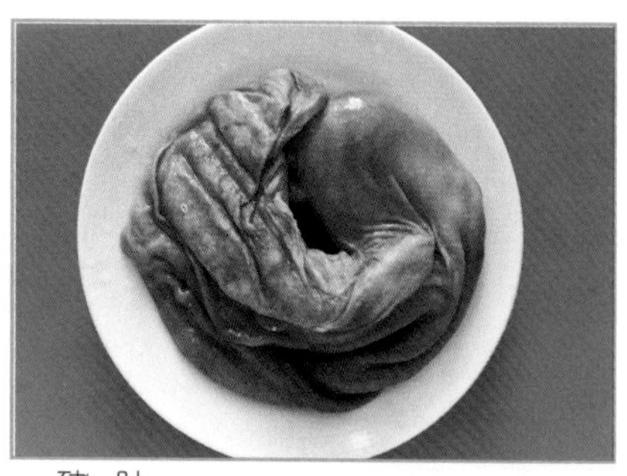

豬 肚

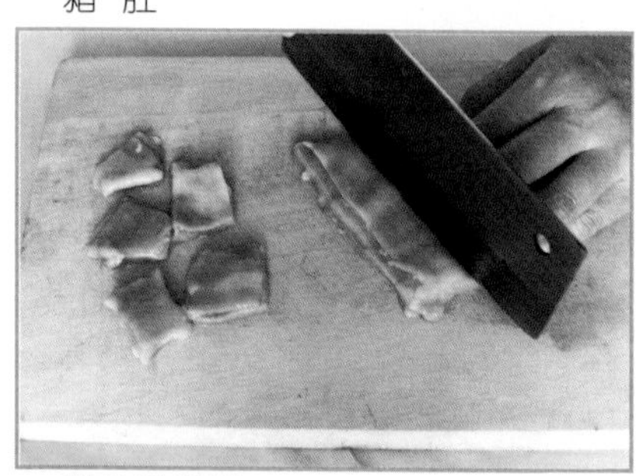

將豬肚切塊

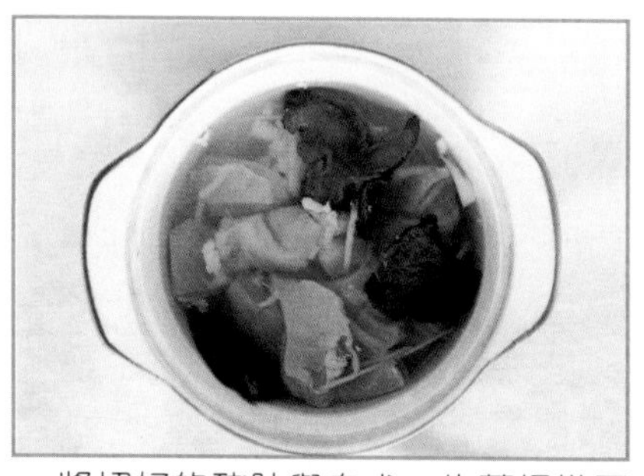

將切好的豬肚與白朮、生薑煨燉至肚熟。

製 法

將洗淨的豬肚，切成小塊，同白朮、生薑一起煨燉，取汁、去渣。用豬肚藥汁煮粳米成粥。豬肚可以蘸油、麻油佐餐。

用 法

喝粥吃肉，每周2次。

功 效

白朮微苦屬溫，有補脾、益胃、和中作用，可治療脾胃虛弱、不思飲食、倦怠乏力、泄瀉及水腫等症。豬肚性屬溫，能補虛損、健脾胃，可治療消瘦、泄瀉、下痢、小兒消化不良等。該膳方具有健脾益胃的功效。

主 治

適用於脾胃虛弱型症見納涼後胃脘不適、腹脹滿悶、胃腹隱痛等症。

來 源

《大眾藥膳》。

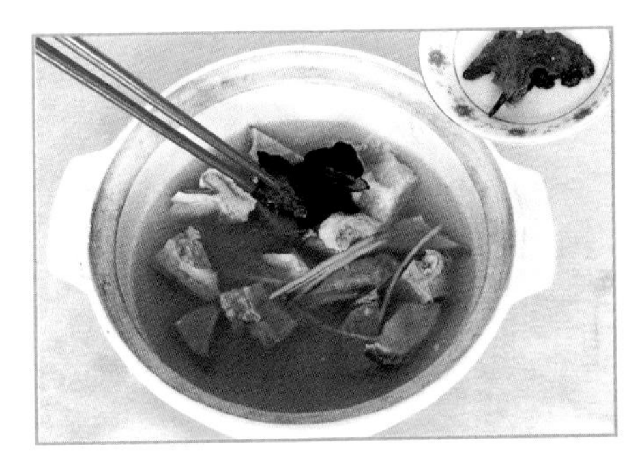

豬肚熟後，揀去藥材。

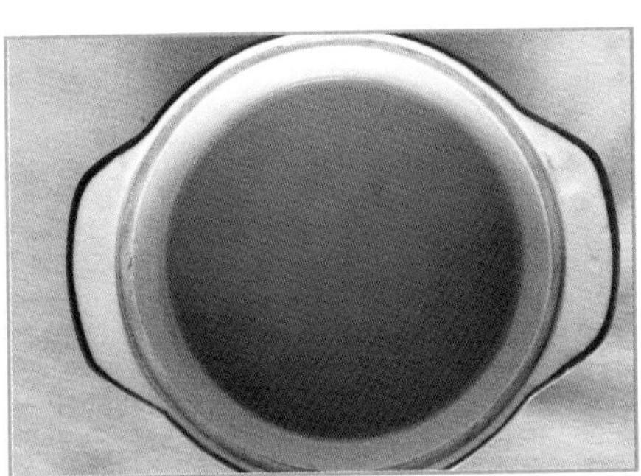

用豬肚藥汁熬粥，至粥熟。

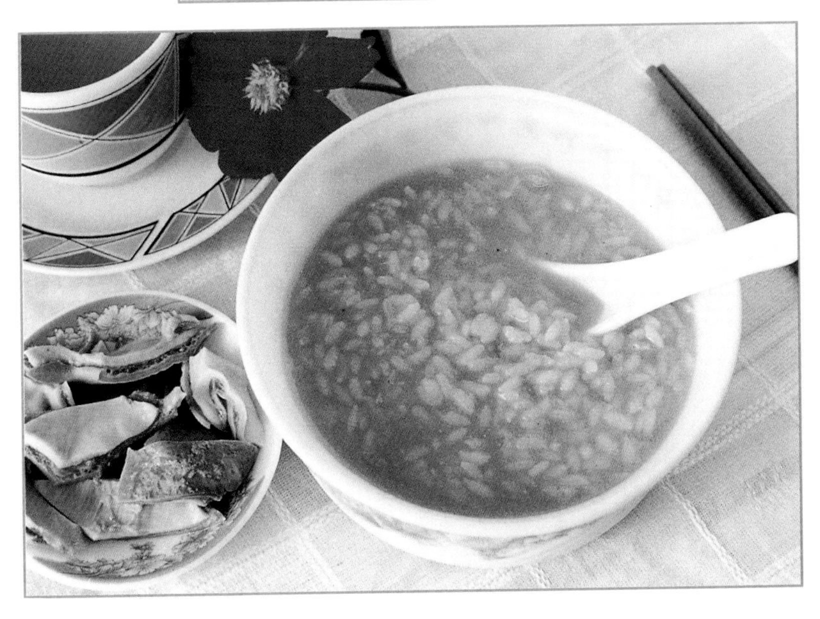

2 鯽魚熟膾

配料

鯽魚250克，砂仁6克，黑豆30克，陳皮10克。

製法

將鯽魚去鱗及肚腸。大者只用魚肉，切細成膾。將黑豆加水適量，煮成汁水；將胡椒、砂仁、陳皮放入，煮熟即成。放少許鹽及其他調味品。

用法

佐餐服用。

功效

鯽魚能健脾利濕，治脾胃虛弱、飲食量少、倦怠乏力、瀉泄、便血等。砂仁屬溫性，能行氣調脾胃，治脘腹脹滿、飲食停滯不化、嘔吐、瀉泄等。陳皮可行氣，調和中焦脾胃，還能醒酒，治病後飲食失調、上氣煩滿等。黑豆入脾經，能改善水腫、脹滿。該方組合具有健脾胃，利水濕功用。

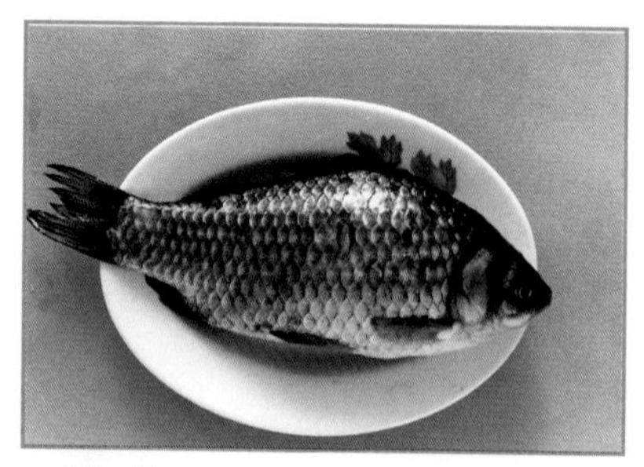

鯽 魚

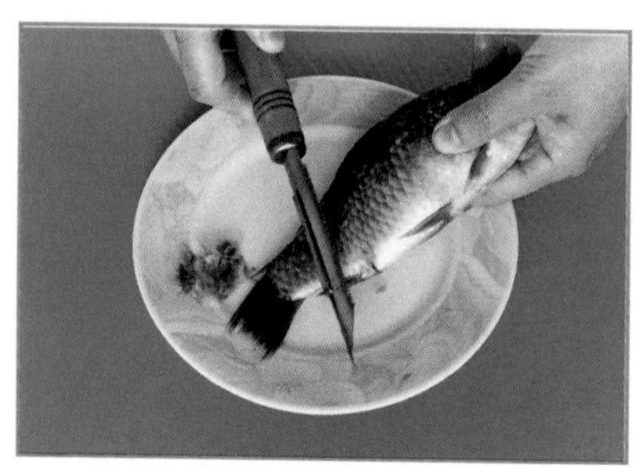

將鯽魚洗淨刮去鱗，洗去內臟。

主治

適用於脾胃虛弱型症見納涼後胃脘不適，腹脹滿悶，胃腹隱痛等症。

來源

經驗方。

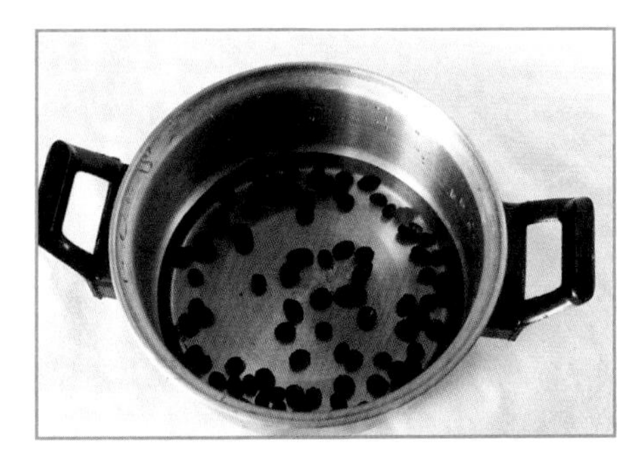

黑豆含豐富的蛋白質、脂肪、胡蘿蔔素及維生素等成分。能改善胃腸痙攣，調節內分泌。

將黑豆洗淨，加水適量煮汁。

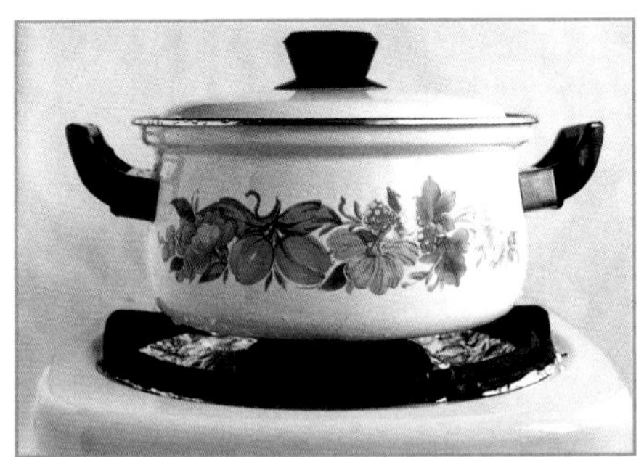

用黑豆汁煮鯽魚，同時放入砂仁、陳皮，至魚熟止。

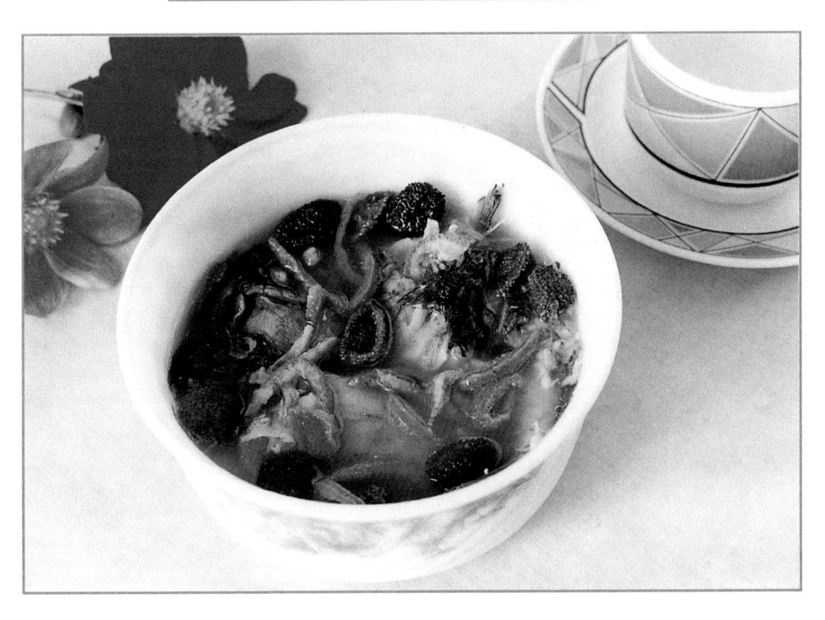

3 絲瓜豬肉湯

配 料

絲瓜 250 克，瘦豬肉 200 克，食鹽少許。

製 法

絲瓜切片、豬肉切片，加水適量煲為湯，用食鹽調好味即成。

用 法

佐餐食用，每日 2 ～ 3 次。

功 效

豬肉富含蛋白質、脂肪、碳水化合物、灰分、鈣、鐵、磷等，具有健脾益氣作用。絲瓜味鮮，性屬涼，具有清熱、涼血、解毒功效。二者合用能清熱祛濕。

主 治

適用於脾胃濕熱型的病症。

來 源

民間驗方。

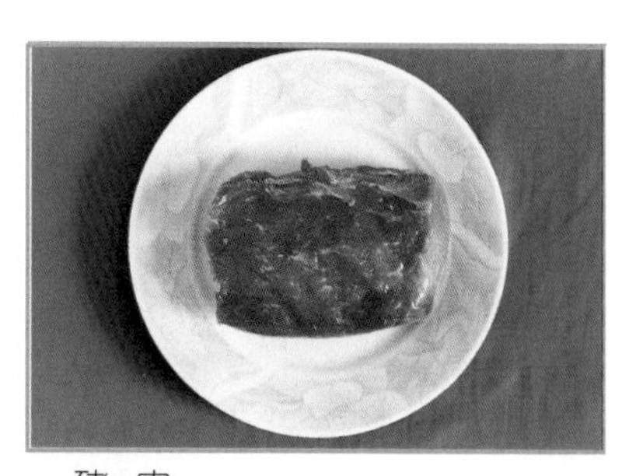

豬 肉

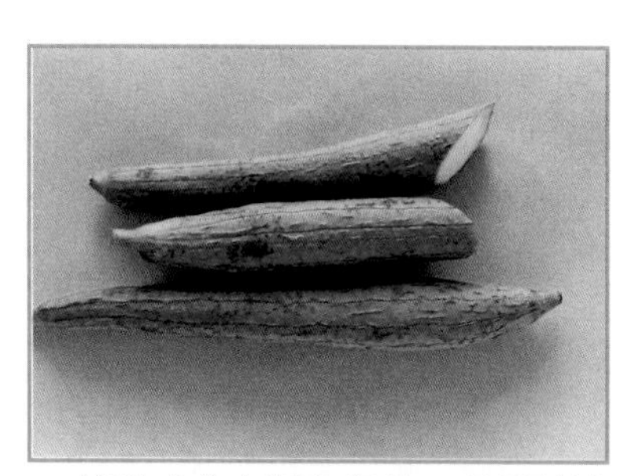

絲瓜成分主要為皂苷、多量粘液與瓜氨酸等，能清熱解毒，同時藥理研究證實，還具有抗過敏、抗炎、抗病毒等作用。

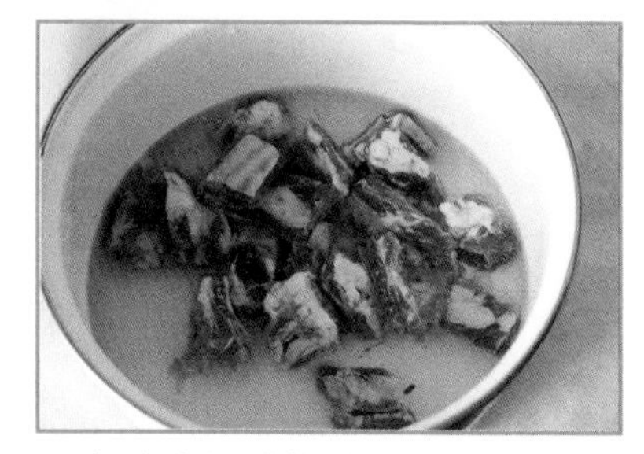

將豬肉切成薄片

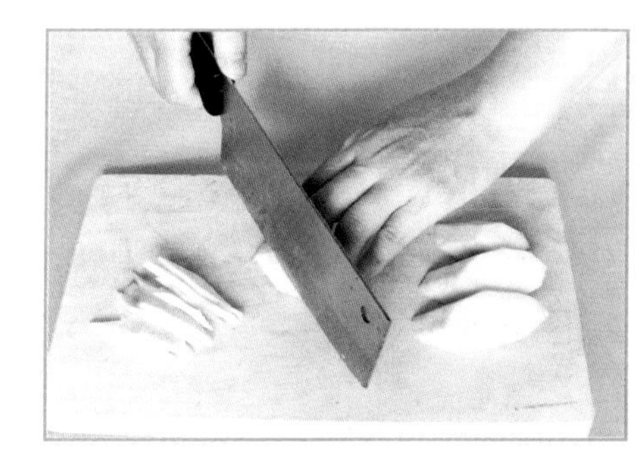

絲瓜洗淨，削皮，切成薄片。

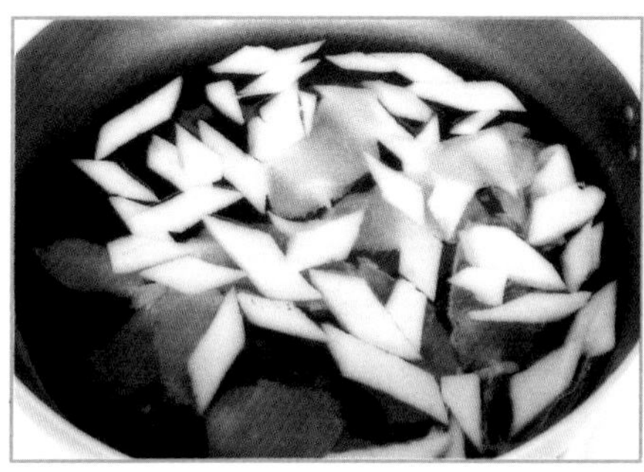

鍋置火上，加絲瓜片、豬肉片，加水適量燉煮，肉熟時加鹽調味。

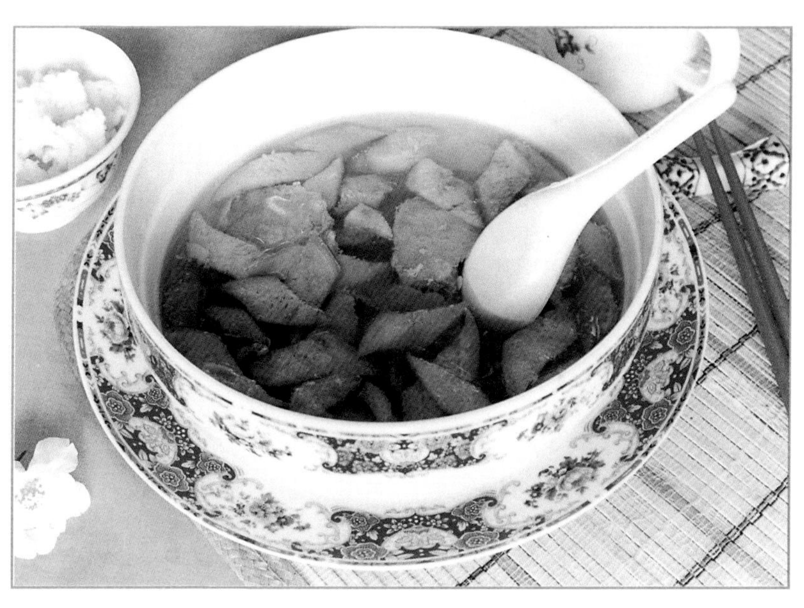

4 砂仁牛肉

配 料

牛肉400克，米粉150克，黨參75克，白朮15克，砂仁10克，乾薑10克，大棗、胡椒麵、香菜、蒜末、豆瓣、植物油、花椒麵、薑末、紹酒、蔥花各適量。

製 法

將黨參、白朮、乾薑、砂仁研成粉末，牛肉切成塊狀，裝入碗中，加精鹽、紹酒、豆瓣、棗茸、中藥末、米粉調拌均勻。炒鍋置武火上，下油燒熱加入牛肉塊，待變為金黃色後加水、薑、胡椒，用文火燒至牛肉爛熟，然後撒上味精、香菜即成。

用 法

佐餐服用。

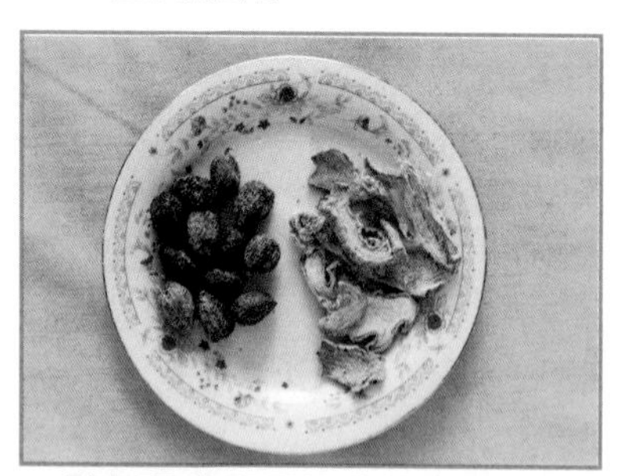

砂仁具有和胃調中的作用；乾薑能調理脾胃。

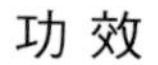

功 效

補益脾胃，利水收濕。

主 治

適用於脾胃虛弱所致的形體消瘦、腹脹納呆、噯氣吞酸等症及水腫病。

來 源

經驗方。

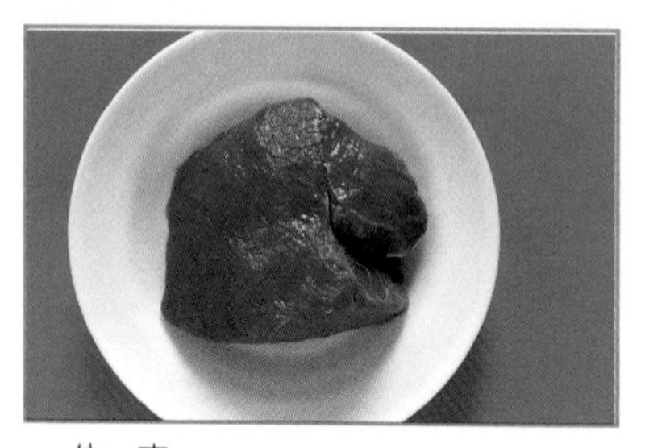

牛 肉

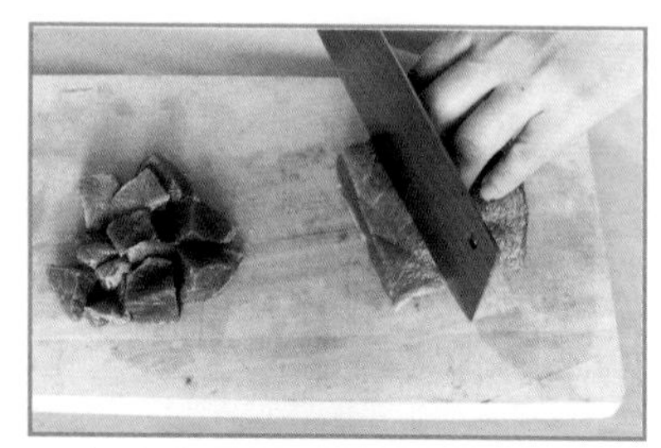

將牛肉洗淨，切成小塊。

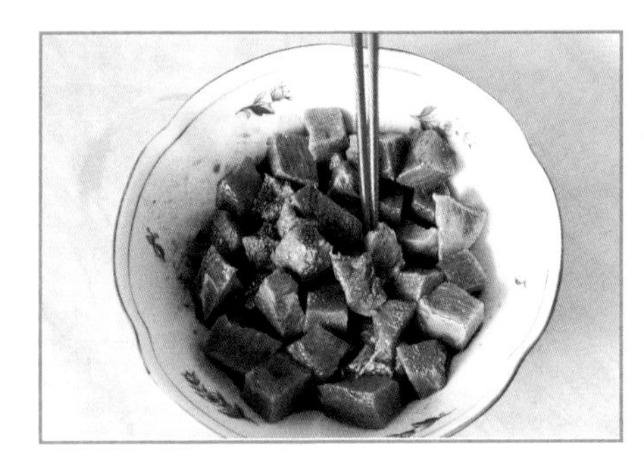

將切好的牛肉放入碗中拌精鹽、紹酒、藥末等。

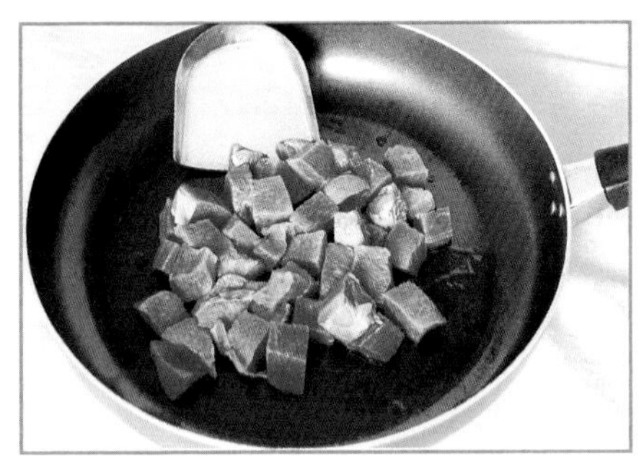

炒鍋放油燒熱，入牛肉煸炒，待肉色金黃時加水、薑、胡椒，用文火燉至牛肉酥爛。

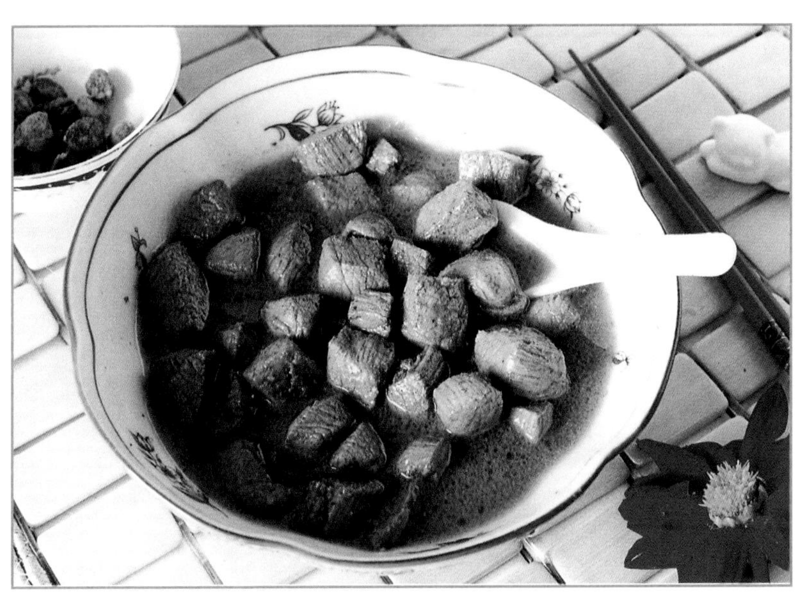

5 銀耳薏苡仁粥

配 料

薏苡仁 50 克，水發銀耳10 克，白糖、澱粉適量。

製 法

將薏苡仁洗淨泡透，與銀耳同煮粥，加白糖、勾芡煮熟即可。

用 法

早晚溫服。

功 效

薏苡仁性屬涼，既可健脾，又能補肺，也有清熱利濕作用，用於治療泄瀉等症。銀耳能養胃生津，又滋陰潤肺，可改善脾胃虛弱，虛熱口渴等。該膳方能補益脾胃。

主 治

適用於脾胃虛弱所致的胃脘隱痛、形體瘦弱、腹脹納呆、面色萎黃等症。

來 源

民間驗方。

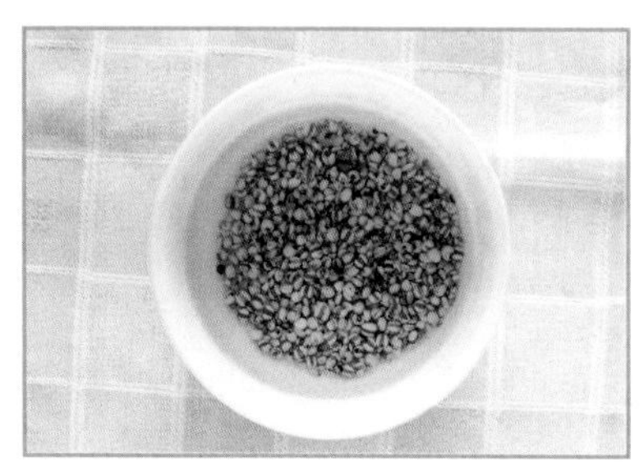

泡薏苡仁

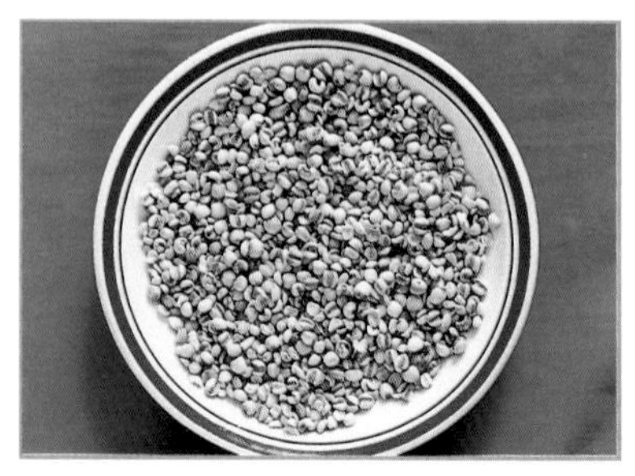

薏苡仁含有蛋白質、脂肪、氨基酸、三萜化合物等。研究其藥理作用有鎮靜、鎮痛、降溫、降血糖及增強免疫力和抗腫瘤作用。

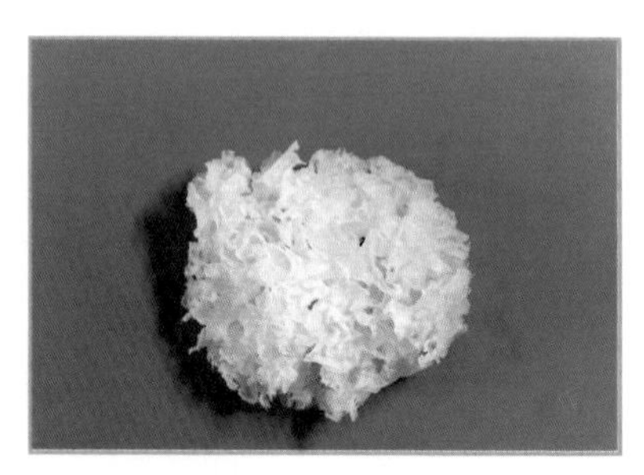

銀耳的有效成分是銀耳多糖，有抗炎、抗潰瘍，促進肝細胞合成蛋白質、抗衰老、降脂、降血糖以及增強免疫功能。

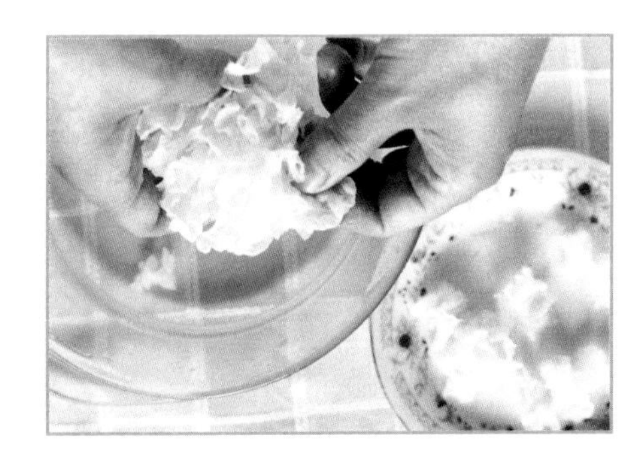

將銀耳泡發，撕成小塊。

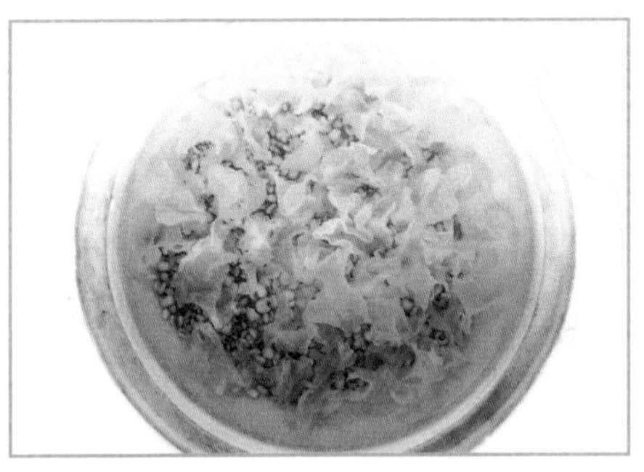

將泡好的薏苡仁、銀耳放入鍋中，加適量水，煮1小時，加白糖調味。

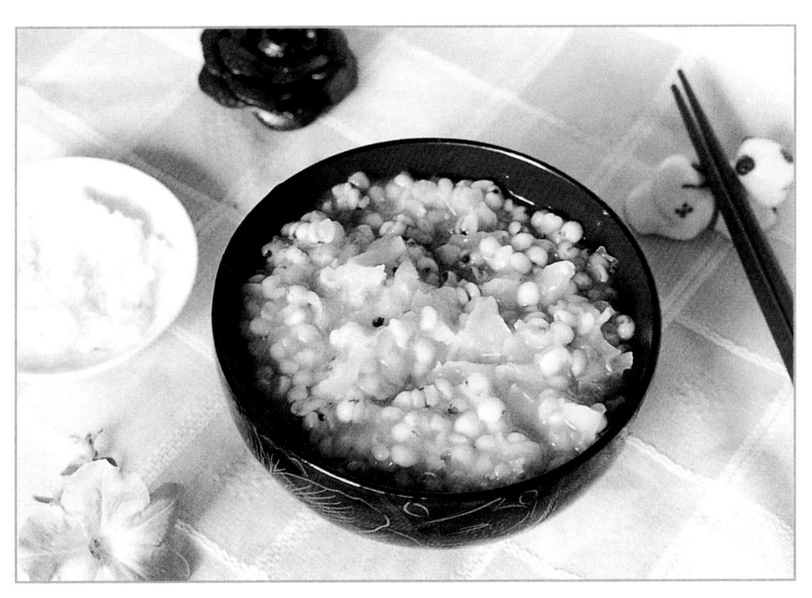

6 赤小豆粥

配 料

赤小豆30克，粳米50克，白糖20克。

製 法

將赤小豆洗淨放入鍋內，加水適量，用武火燒沸後，轉用文火繼續煮至半熟，加淘洗好的粳米繼續煮至熟透，拌入白糖即可。

用 法

每日1次，作早餐用。

功 效

赤小豆含蛋白質、脂肪、碳水化合物、粗纖維、灰分、鈣、鐵、磷、維生素及尼克酸等。具有利水除濕，和血排膿，解毒與退黃作用。粳米功能補中益氣，養陰生津，可治療瀉泄多汗、納食量少、倦怠乏力等。該方共用能清熱利濕，止瀉。

主 治

適用於慢性胃病者及濕熱蘊於脾胃所致的大便稀溏，肛門灼熱、脘腹灼熱疼痛、小便短少、口乾欲飲等症。

來 源

《百病飲食療法》。

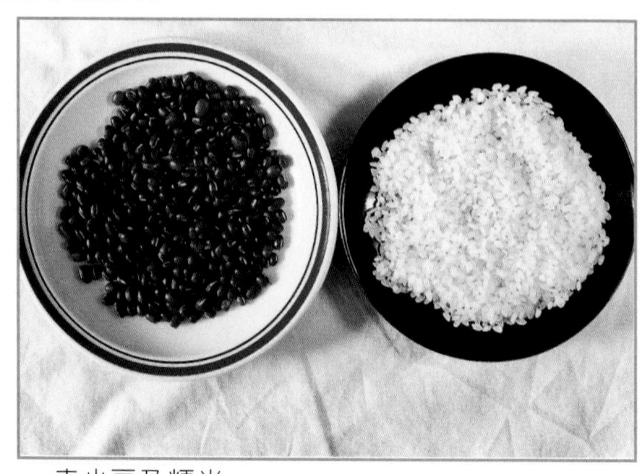

赤小豆及粳米

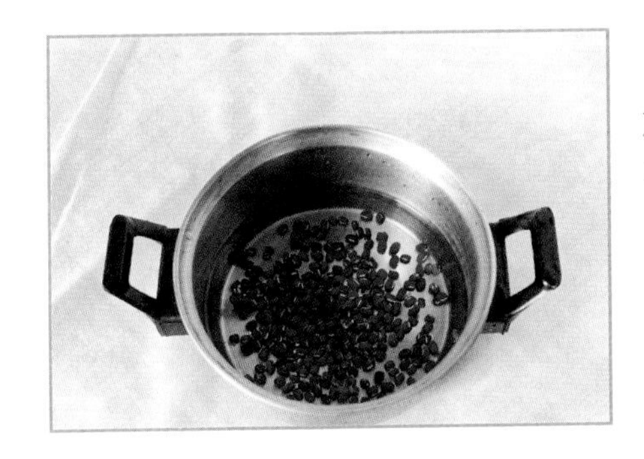

先將赤小豆洗淨，放入鍋中，加適量清水煮至半熟。

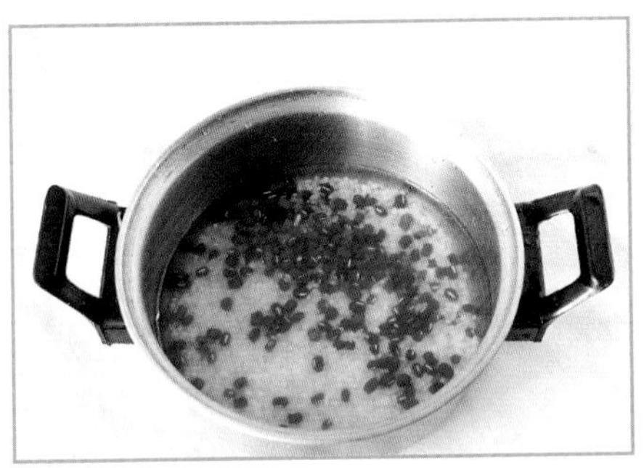

將粳米淘洗乾淨，放入赤小豆湯中，煮至米熟，拌入白糖。

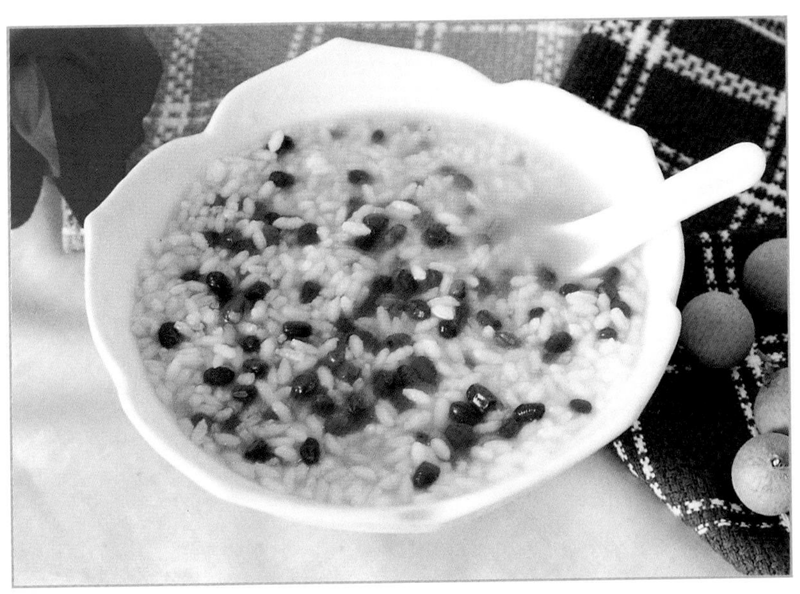

7 溫中烏雞湯

配料

烏雞1隻，茴香、高良薑、紅豆、陳皮、乾薑、花椒、鹽各適量。

製法

將烏雞宰殺後去毛和內臟，清洗乾淨切塊，將茴香、高良薑、紅豆、陳皮、乾薑、花椒去雜質裝在紗布袋內，紮緊口，與烏雞同時放入沙鍋中，加水適量，煮至雞肉熟爛即可。

用法

空腹溫熱酌情食之，食肉喝湯。

功效

烏雞含大量營養成分及微量元素，多種維生素，有健脾功效，可治脾虛滑瀉。茴香溫中散寒，和胃理氣，治胃痛有良效。陳皮可理氣健脾，乾薑溫胃逐寒，有較好抗潰瘍，保護胃粘膜，鎮吐作用。共用能溫中補虛，除濕開胃。

主治

適用於脾虛濕困、傷及陽氣所致的胃脘疼痛、惡心、嘔吐、清涎、形寒肢冷、大便清稀量多等症。

來源

《普濟方》。

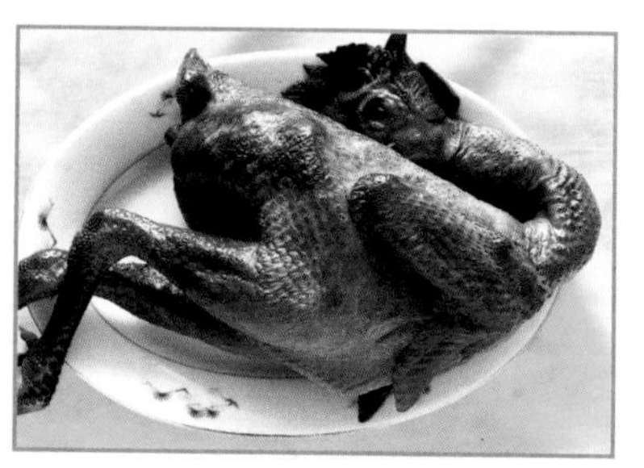

烏雞營養豐富，能藥食兼用，可燉湯、可炒食，與藥物一起做成藥膳則更能發揮其療效。

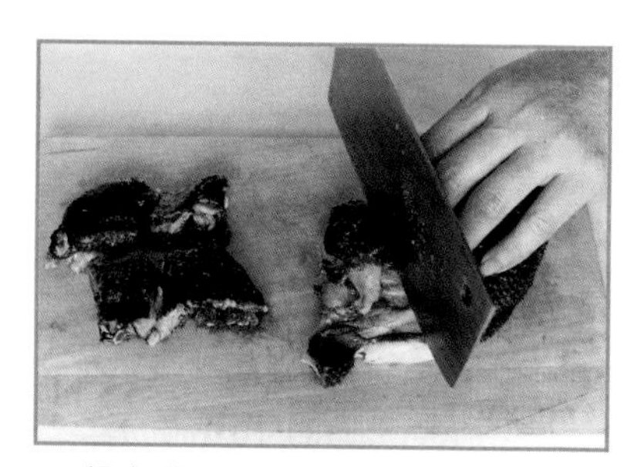

將烏雞宰殺後，去毛及內臟，清洗乾淨切塊。

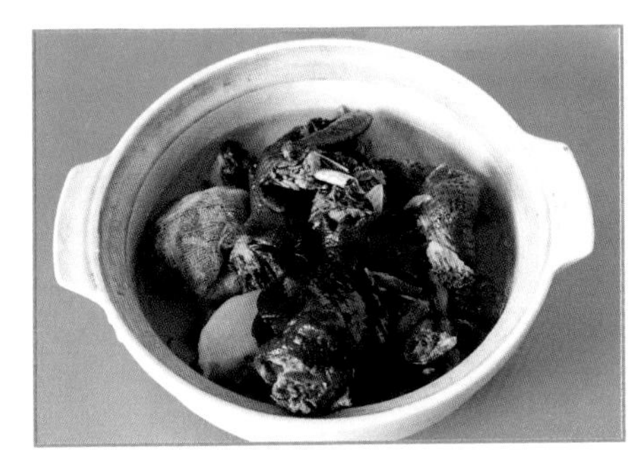

將茴香、高良薑、紅豆、陳皮、乾薑、花椒裝在紗布袋中與烏雞塊放在沙鍋中。

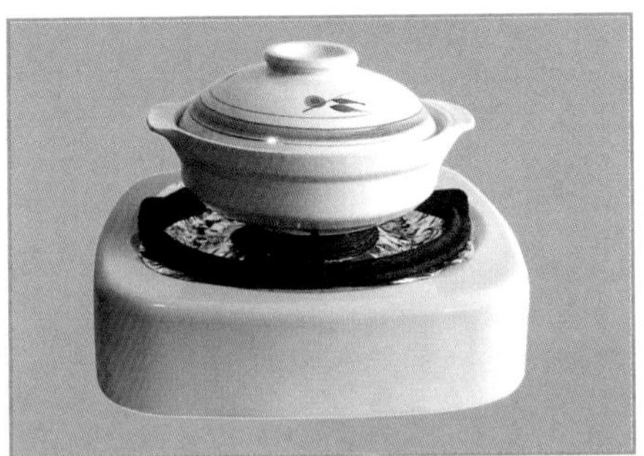

加水適量，煮至雞肉爛熟即可。

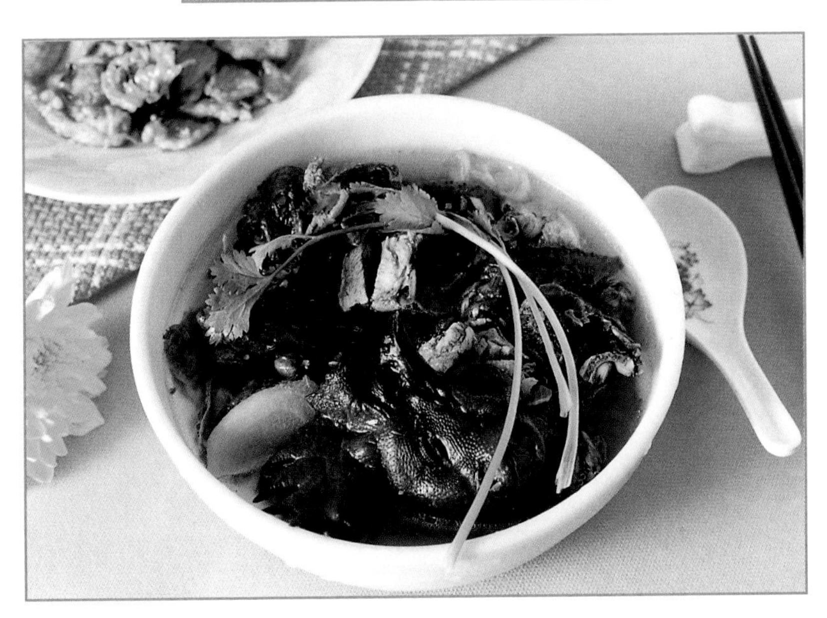

8 薏苡仁蓮子粥

配 料

薏苡仁300克，蓮子10克，冰糖10克。

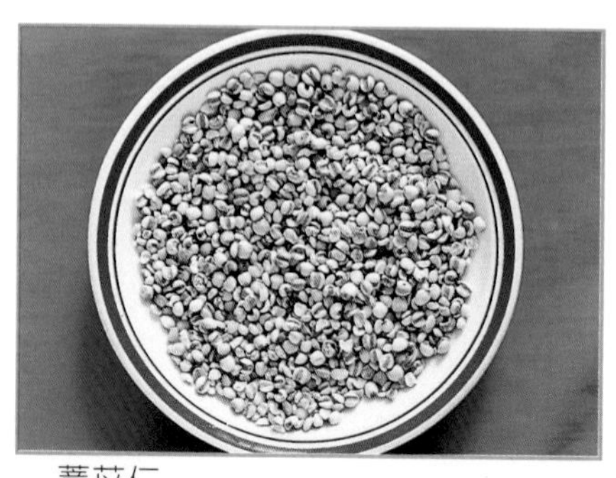

薏苡仁

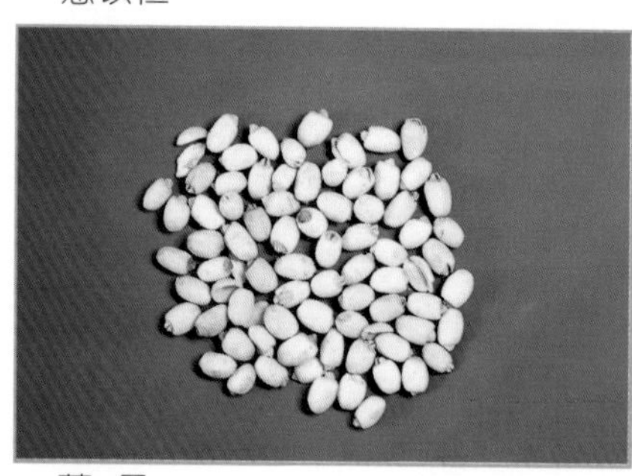

蓮　子

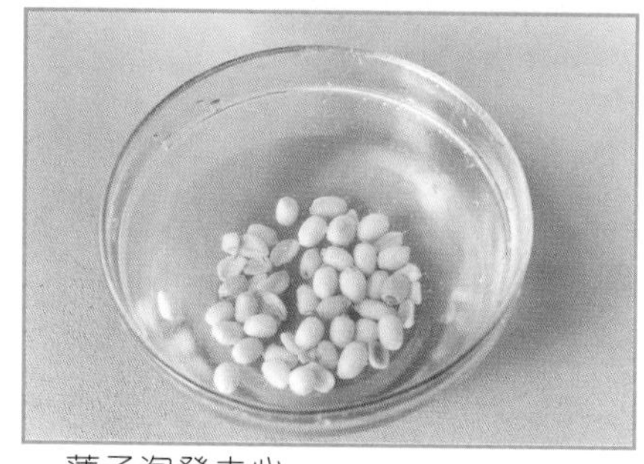

蓮子泡發去心

製 法

先將蓮子泡發去皮心備用，將薏苡仁煮至半熟時放入蓮子，繼續煮至爛熟，即可。

用 法

每日2次，溫服。

功 效

蓮子富有蛋白質、脂肪、碳水化合物和多種微量元素，有補脾、澀腸、止瀉功效。薏苡仁能健脾止瀉，清利濕熱之邪。冰糖可健脾，和胃，補中氣。三者合用起健脾祛濕的效能。

主 治

適用於脾胃虛弱所致的脘腹脹悶、食少便溏、肢倦神疲等症。

來 源

經驗方。

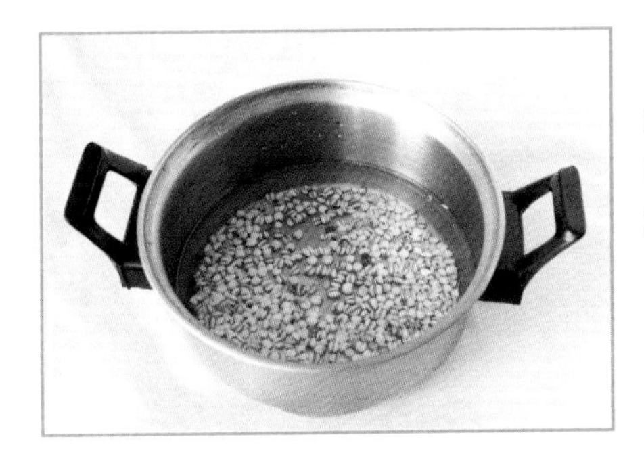

將薏苡仁淘洗乾淨，放入鍋中，加水適量，煮至半熟。

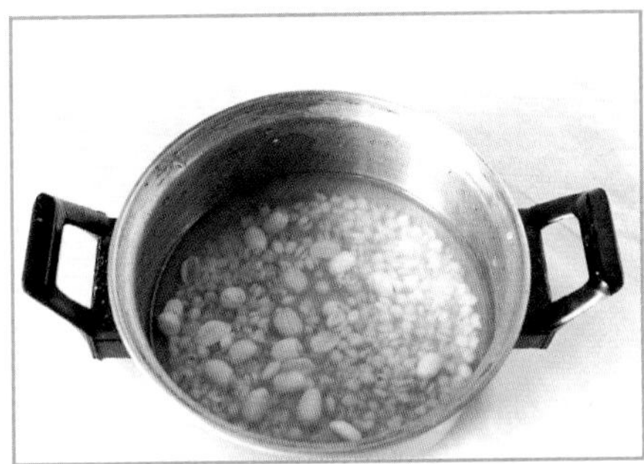

放入泡發好的蓮子肉，繼續煮至爛熟，放入冰糖。

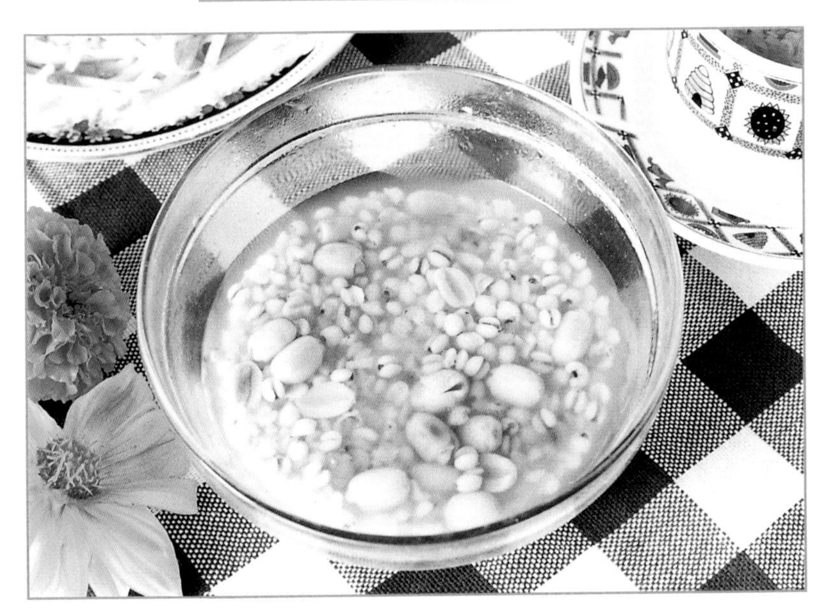

9 西蘭花粥

配料

西蘭花200克，豬肉末50克，粳米100克，精鹽、味精、熟豬肉少許。

製法

先將西蘭花削去粳上的葉子，切成小薄片。再把粳米洗淨，待水沸後下鍋，滾開後加入西蘭花、豬肉末、豬油，煮成粥。最後加入食鹽、味精調味即可。

用法

每晚溫熱服食。

功效

西蘭花含鈣、磷、鐵、微量元素、維生素C、維生素A、維生素B族、蛋白質、脂肪、多種糖類，以及多種吲哚類衍生物，能增強免疫力，促進脾胃消化功能。粳米則養胃益脾，促進消化。豬肉滋陰潤燥，益脾胃。諸味合用，效用能健脾和胃，消食化滯。

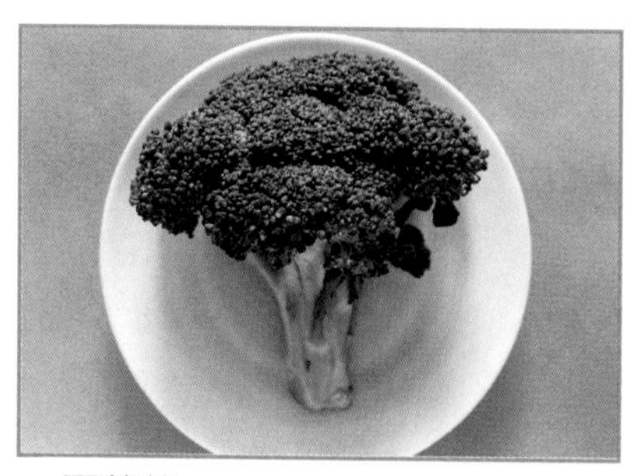

西蘭花

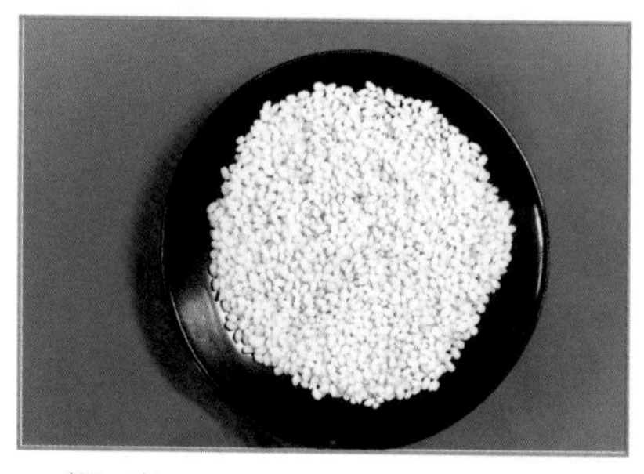

粳 米

主治

適用於飲食停滯所致的胃脘悶寒不適、口氣臭穢、厭食、惡心欲嘔等症。

來源

民間驗方。

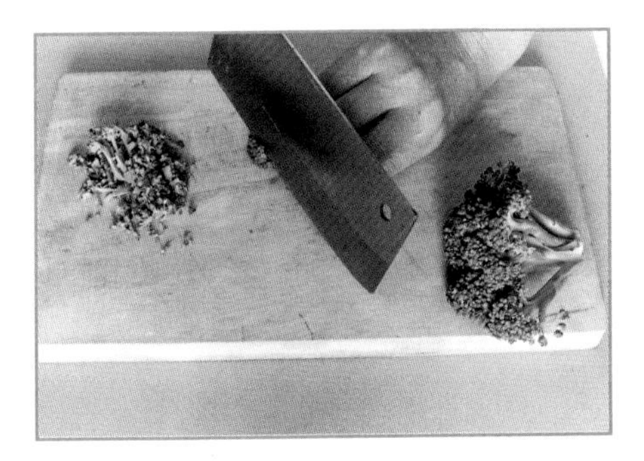

將西蘭花洗淨，切碎，備用。

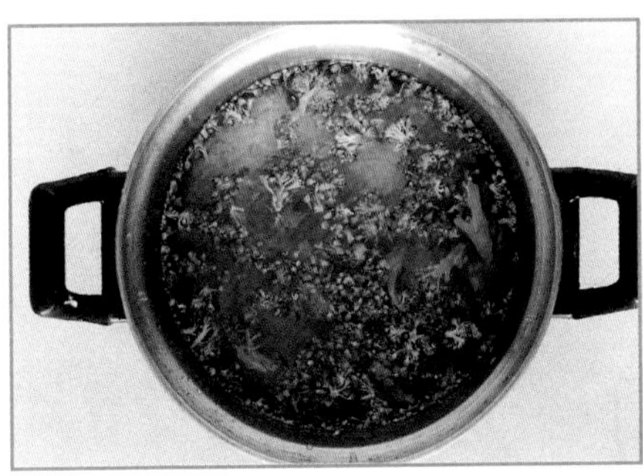

粳米淘淨，放入鍋中，加適量水煮開，再加西蘭花末、肉末、豬油，煮成粥，加適量調味品。

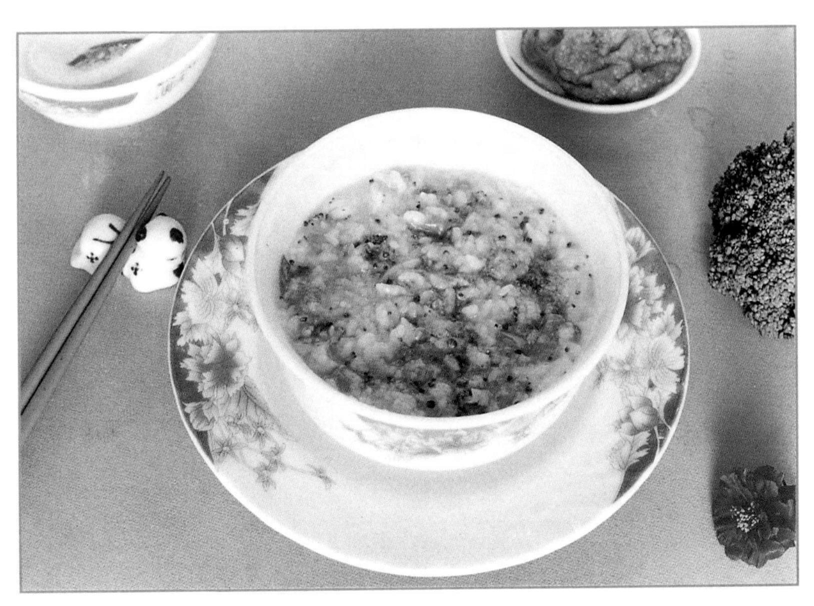

秋季食膳

1 砂仁鯽魚湯

配料

砂仁10克，蔥白3根，鮮鯽魚1尾(250克)，生薑10克左右，胡椒10粒，食鹽少許。

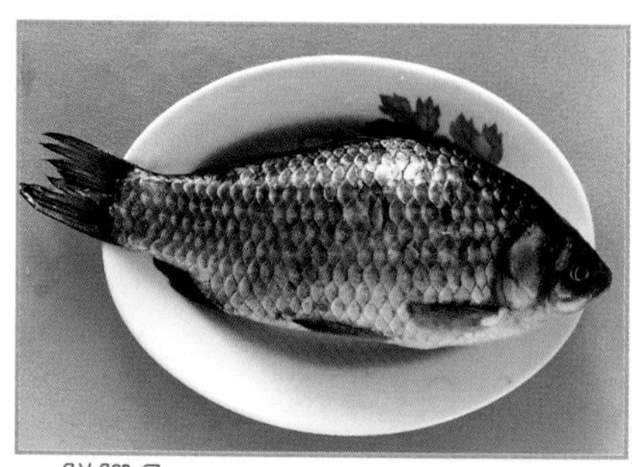

鮮鯽魚

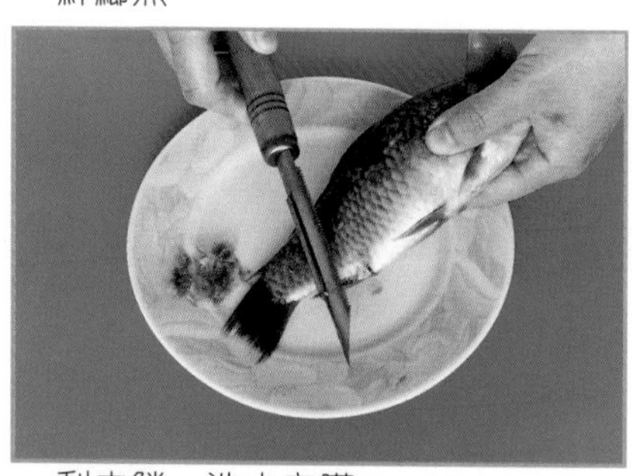

刮去鱗，洗去內臟。

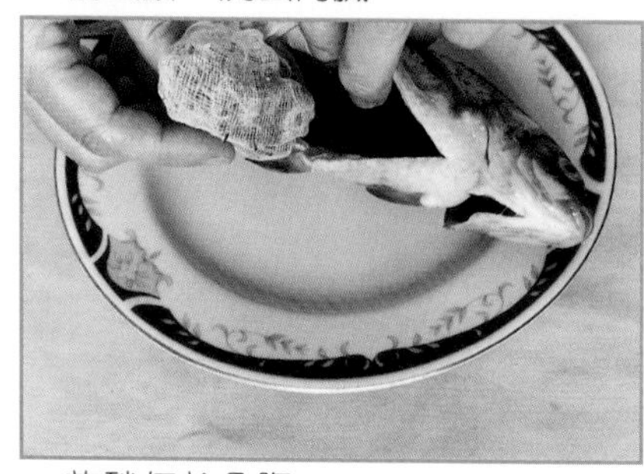

放砂仁於魚腹

製法

先將鯽魚洗淨，去內臟及鱗，將砂仁放入魚腹中。再將裝有砂仁的魚放入沙鍋中，加適量的水，武火煮沸，加入薑、蔥、胡椒及鹽。

用法

趁熱渴湯、吃魚。

功效

砂仁主要含有揮發油，對消化道有調節作用。蔥白可溫中而調脾胃虛寒。鯽魚則健脾利濕，治療脾胃虛弱，納食量少。生薑暖胃調理中焦。諸味合用，可溫中健脾。

主治

適用於脾胃虛寒型的胃炎患者。

來源

民間驗方。

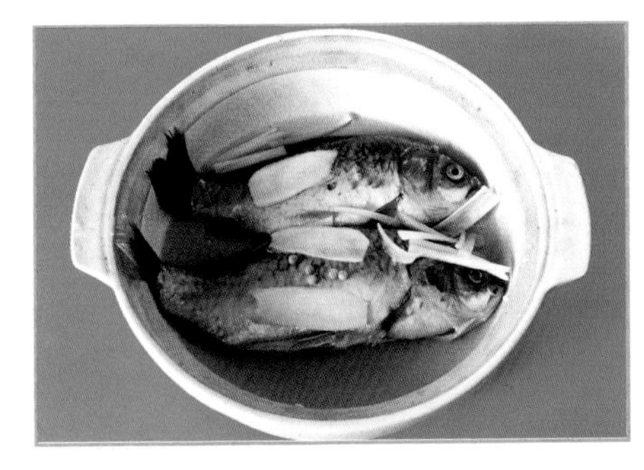

將裝有砂仁包的鯽魚放入沙鍋中，加適量水，武火煮沸，加入薑、蔥，胡椒、鹽，繼續煨爛。

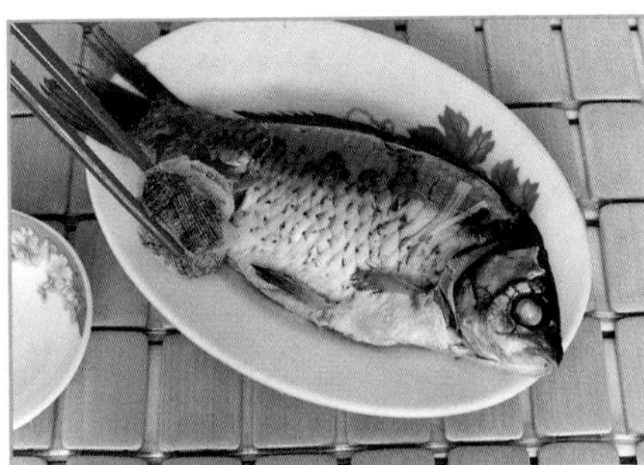

魚熟後取出砂仁包

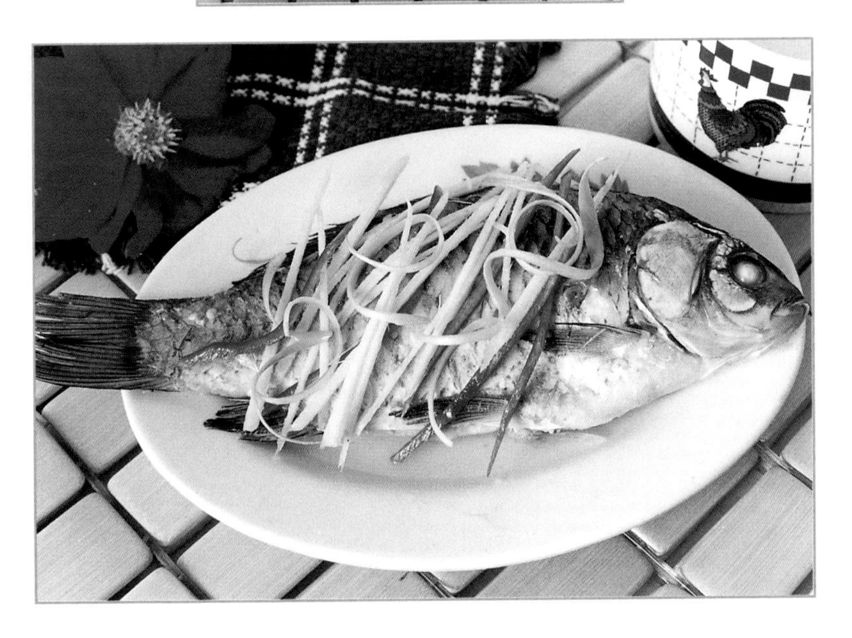

2 二冬湯

配料

梅花菇（或冬菇）30克，冬筍60克，料酒、食鹽、味精、花椒水、水澱粉、香油、生薑、雞湯各適量。

製法

先將梅花菇用水泡發好，擇淨雜質，洗淨，對剖為兩半；冬筍洗淨，入沸水鍋中汆透，切片備用。在鍋中加入雞湯、料酒、味精、鹽、花椒水和薑片，用武火燒開後，取出薑片，放入梅花菇、冬筍後繼續燒開鍋後，改用文火煨5分鐘，用水澱粉勾稀芡，出鍋。淋上香油即成。

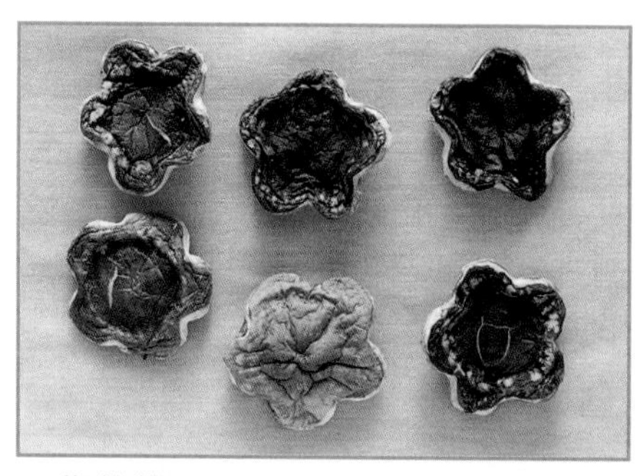

梅花菇

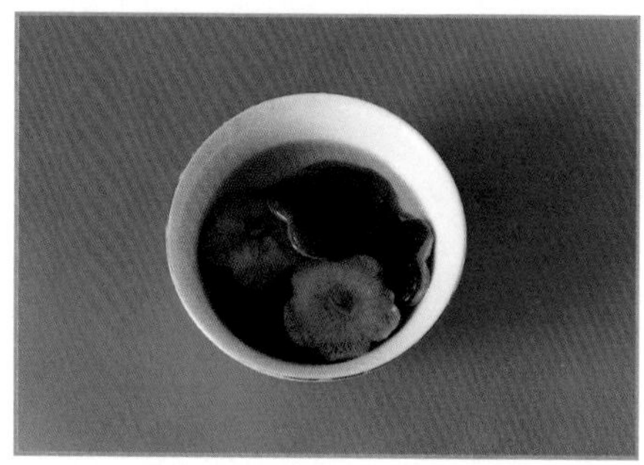

梅花菇是一種特殊的食用菌類，與冬菇吃法基本相同，成分也差異不大。

用法

佐餐食用。

功效

梅花菇含有水、蛋白質、脂肪、碳水化合物、粗纖維、灰分、鈣、磷、鐵、維生素等成分；有開胃、止瀉、止吐功能。冬筍富有蛋白質、脂肪、微量元素等成分，能養胃陰。二者相配，輔以佐料成湯，味鮮可口，具有健脾氣益胃陰功效。

主治

適用於胃陰不足或肝胃不和型的胃炎患者。

來源

《藥膳湯羹》。

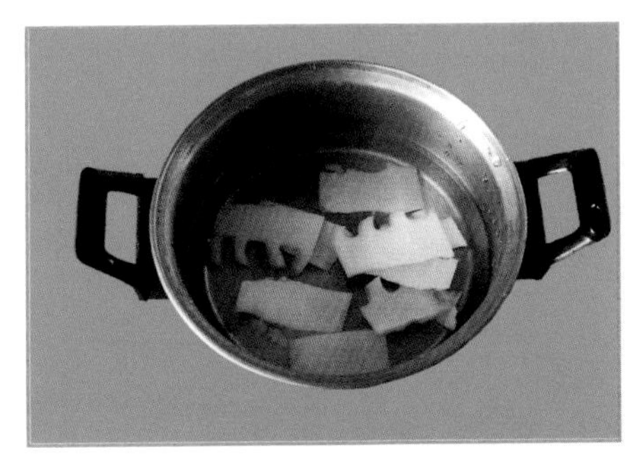

冬筍洗淨，放入鍋中焯透。

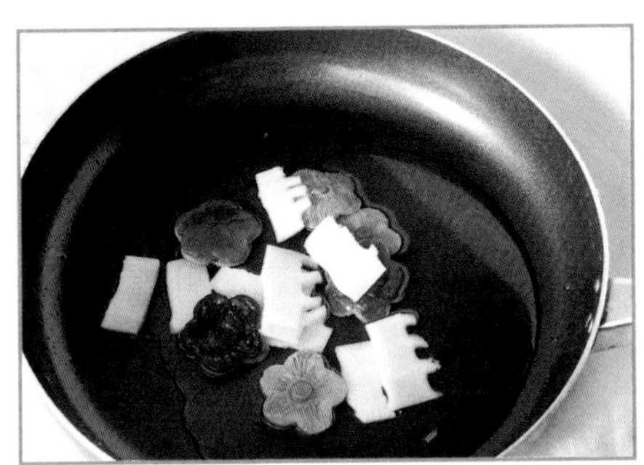

在鍋內加入肉湯、料酒、味精、精鹽、花椒、薑片，用武火燒開後，取出薑片，放入冬菇、冬筍，繼續燒開鍋後，改用文火煨5分鐘，用澱粉勾芡，出鍋後淋上香油即成。

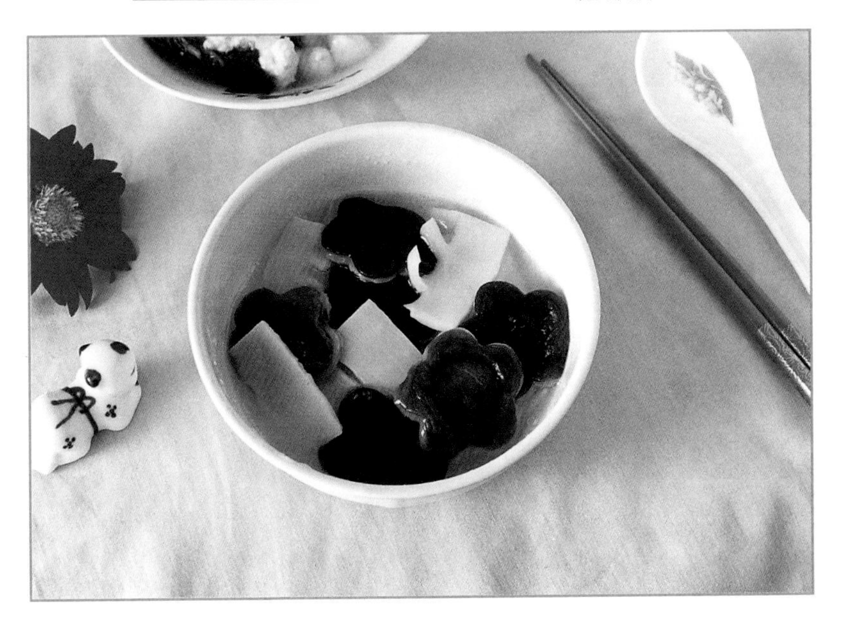

3 黃芪鯽魚湯

配料

鯽魚 250 克，黃芪15 克，生薑 3 片，精鹽、味精適量。

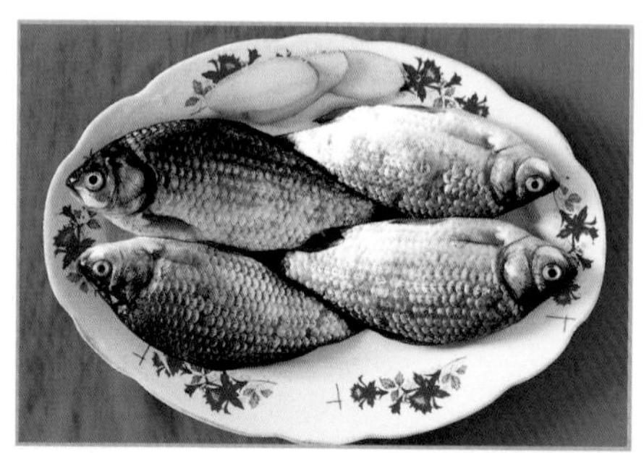

鯽 魚

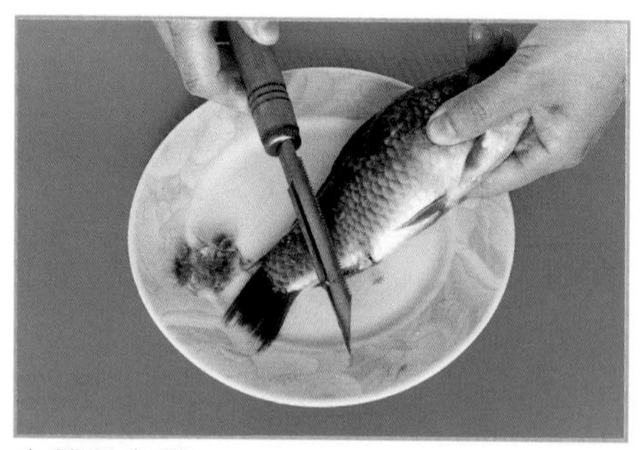

去鱗及內臟

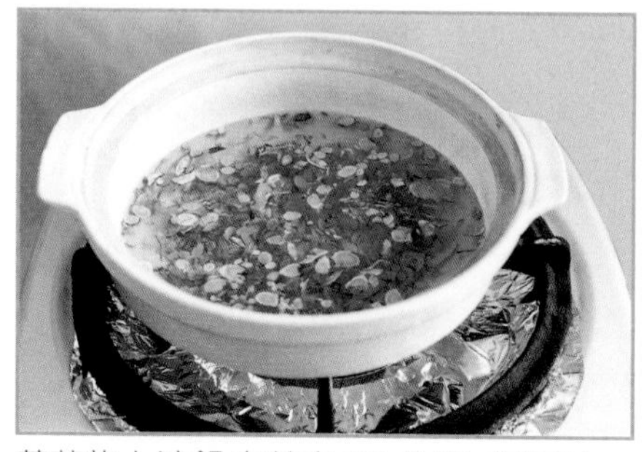

黃芪放入沙鍋中煎煮 20 分鐘（兩次）

製法

將鯽魚去鱗及內臟，黃芪放入沙鍋中水煎兩次，去渣，合汁 1 碗，用鯽魚、生薑、精鹽共煮熟爛，調以味精即成。

用法

食肉飲湯。

功效

該方中鯽魚能健脾利濕，治療脾胃虛弱、納食量少、脾虛水腫等症。黃芪益脾胃之氣，豐富脾胃的消化吸收功能。同時取生薑能溫中焦脾胃寒邪。三者合用能促進腸胃的消化吸收。起到補益脾胃之功效。

主治

適用於脾胃虛弱。

來源

《中國食品科技》。

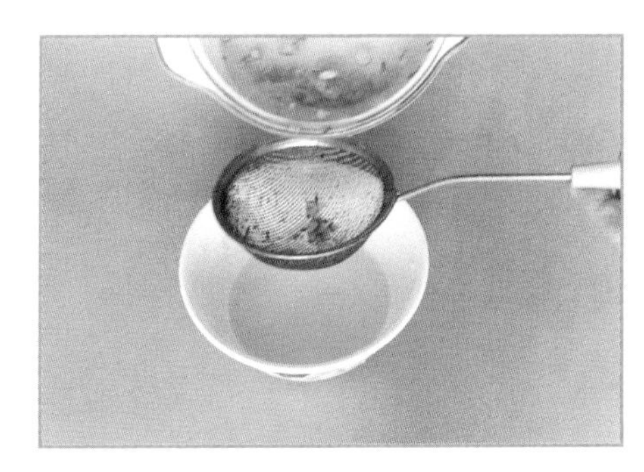

將兩次煎煮的藥液過濾並合併

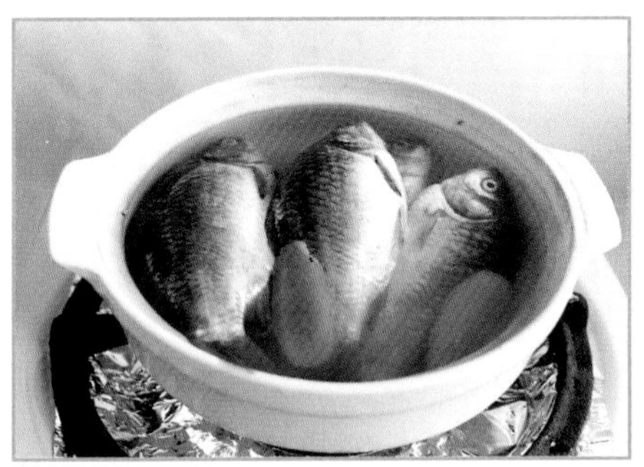

用黃芪藥液煮已整理好的鯽魚，至魚爛，加調味料。

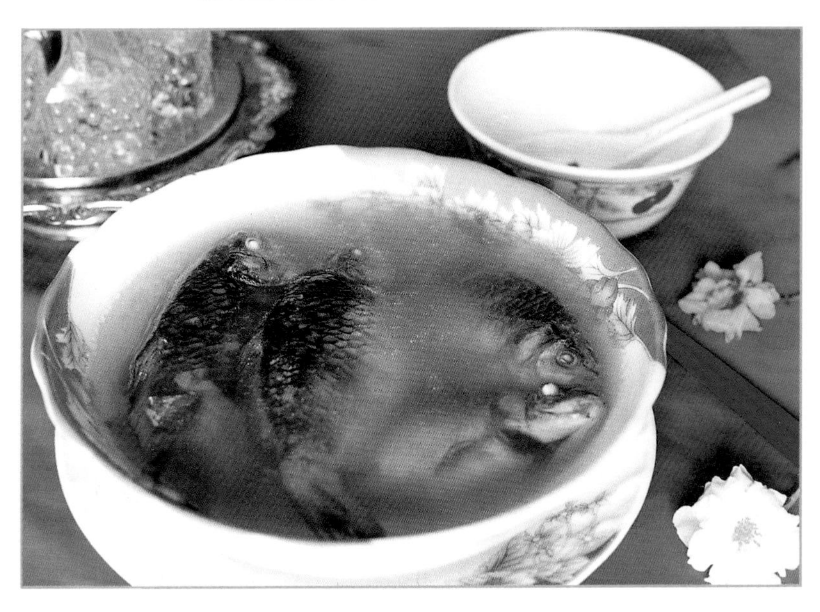

4 銀耳珍珠湯

配料

水發銀耳60克，雞肉150克，豬肉膘、水燙青菜各50克，雞蛋清1個，雞湯、豬油、味精、食鹽、料酒各適量。

製法

將銀耳擇除雜質，洗淨，豬肉膘、雞肉剁茸，加雞湯、雞蛋清、食鹽攪成糊狀，在盤內塗上一層豬油，用牛角形紙筒盛雞泥，一一擠作珍珠狀丸子，放在盤中備用。在鍋內放入雞湯，燒開後放入珍珠雞泥丸，湯燒開後放入銀耳和青菜略汆片刻，撈在湯碗內，鍋內加食鹽、料酒、味精，燒開、盛入碗中即成。

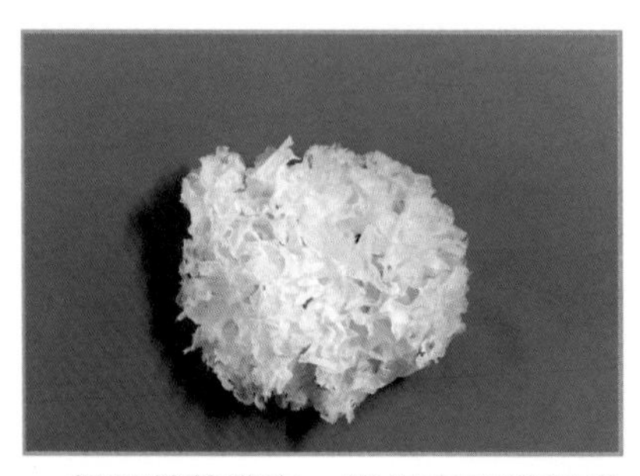

銀耳營養豐富，能提高肝臟解毒能力，具保肝作用，可增強人體抗病延壽之能力。

用法

佐餐食用。

功效

滋陰益胃。

主治

適用於胃陰不足。

來源

民間食療方。

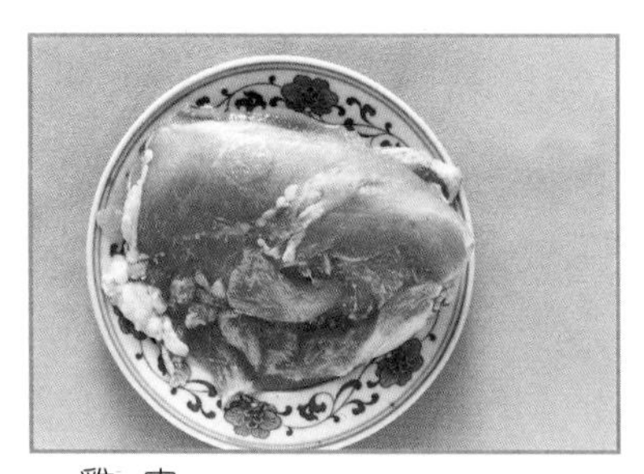

雞 肉

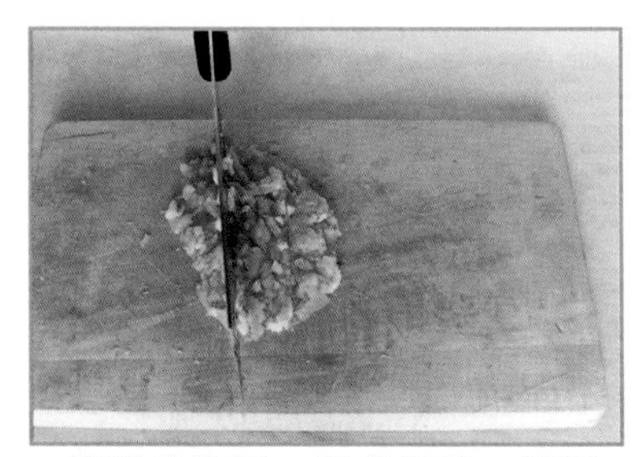

將雞肉洗淨，剁成細茸，備用。

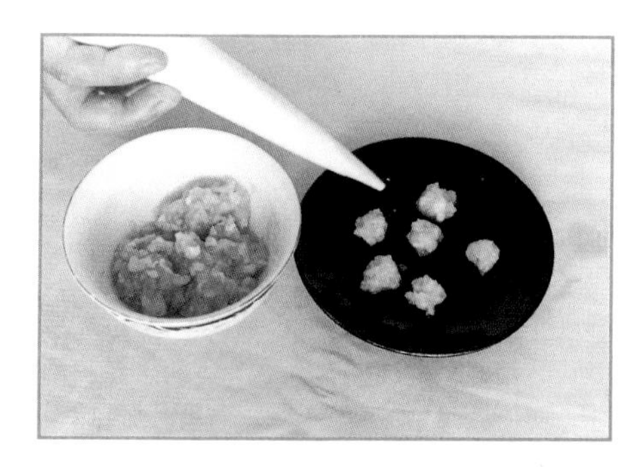

將剁好的雞茸，加雞湯、蛋清、食鹽攪成糊狀，做成珍珠狀丸子。

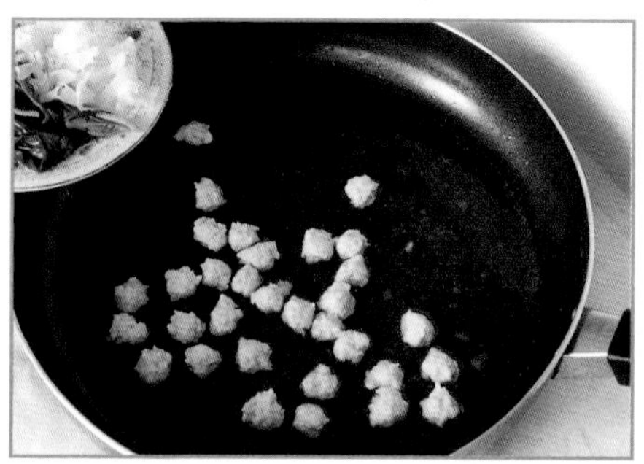

炒鍋中放雞湯，燒開後放入珍珠雞泥丸，湯開後放入銀耳和青菜略汆，加調味品。

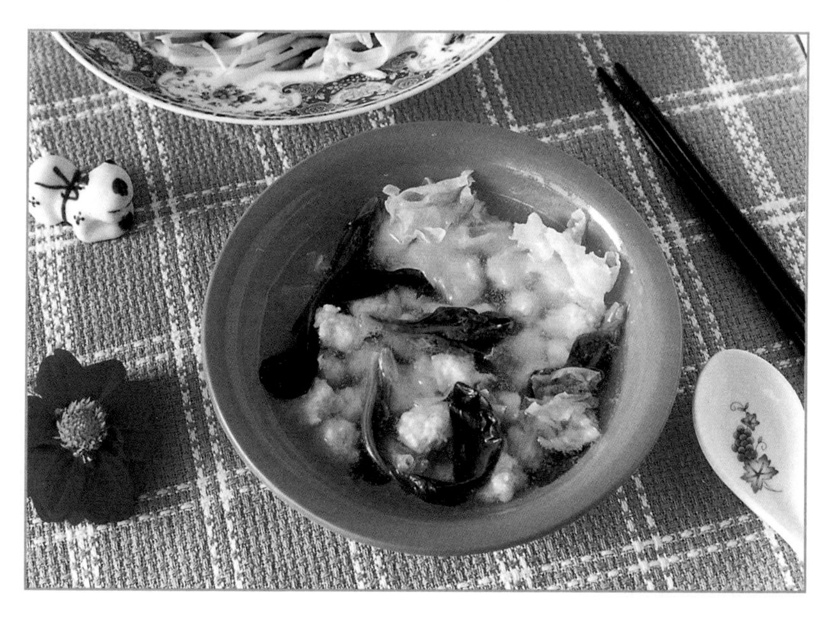

5 蘋果湯

配 料

蘋果 2 個，瘦豬肉 50 克，調料適量。

製 法

將蘋果、豬肉洗淨，切薄片備用。用兩碗清水先煮蘋果片，水沸後，加入豬肉片，煮至肉爛時調好味即可。

用 法

食肉飲湯，每日 1 次。

功 效

蘋果主要含碳水化合物、蘋果酸、酒石酸、檸檬酸。現代藥理研究證實，具有升高血糖、利尿、輕微降壓和促進消化作用。中醫認為蘋果能益脾止瀉，生津止渴。豬肉含蛋白質、脂肪、鈣、磷、鐵、核黃素等，具有滋陰潤燥功效。二者合用，能滋陰養胃，調理脾胃功能，共奏滋陰益胃之功效。

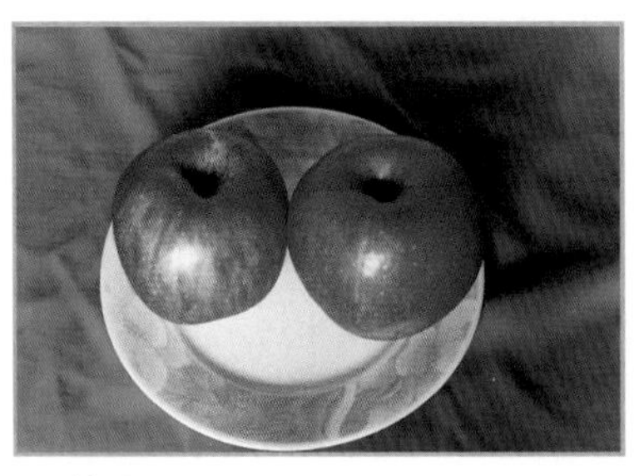

蘋 果

主 治

適用於胃陰不足型的患者，症見慢性胃炎患者口乾欲飲、胃脘隱痛，大便乾而不暢。

來 源

經驗方。

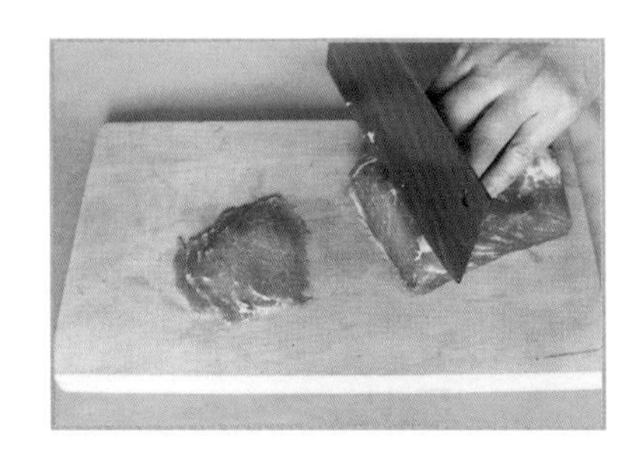

將豬肉洗淨，切成薄片。

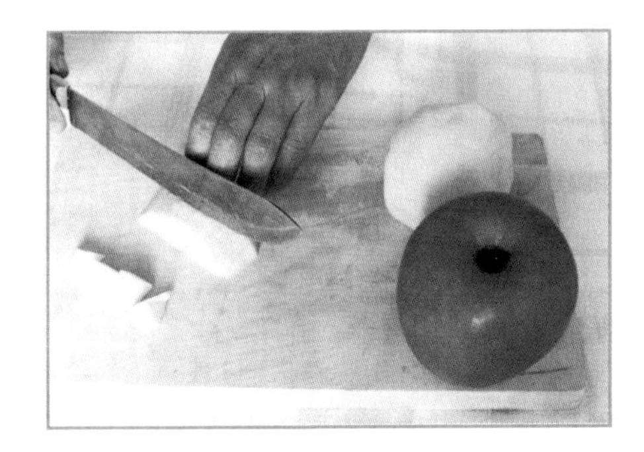

將蘋果洗淨，去核，切成薄片。

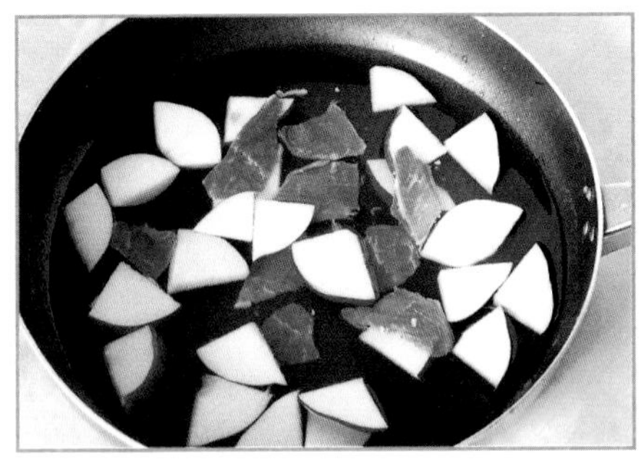

先把蘋果片放入鍋中，加適量水煮開，再放豬肉片，煮至肉爛時調味。

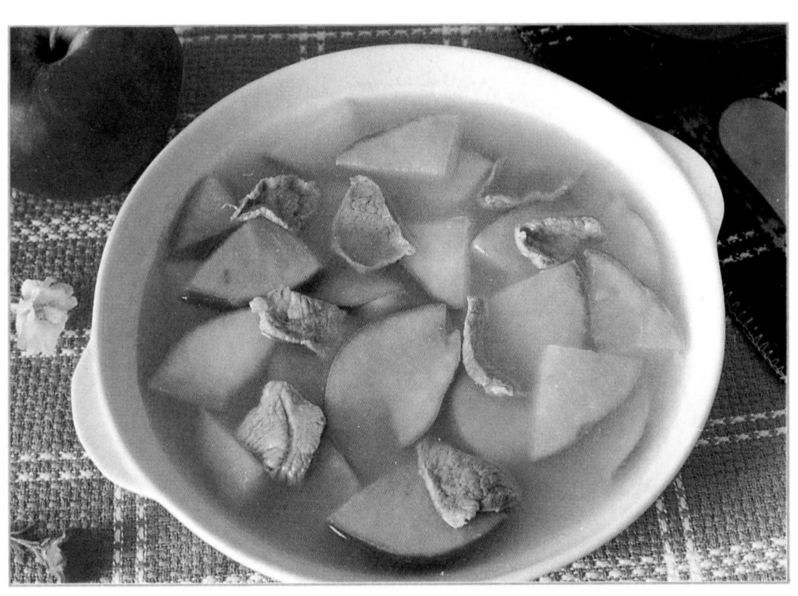

6 紅棗燉鴨

配 料

白鴨1隻1500克，大棗150克，精鹽、胡椒麵、紹酒、薑、味精、蔥各適量。

製 法

將鴨子宰殺後放盡血，褪毛，去盡茸毛，洗乾淨。從鴨背部橫開一個口，取出內臟，去掉鴨騷，扯下鴨舌，宰去鴨腳，洗淨後放入開水中焯一下，撈起。然後將鴨塊置於沙鍋內，加上薑、蔥、胡椒、紹酒、大棗用武火燒開，後改用文火慢燉至爛熟，加入精鹽、胡椒麵、味精即成。

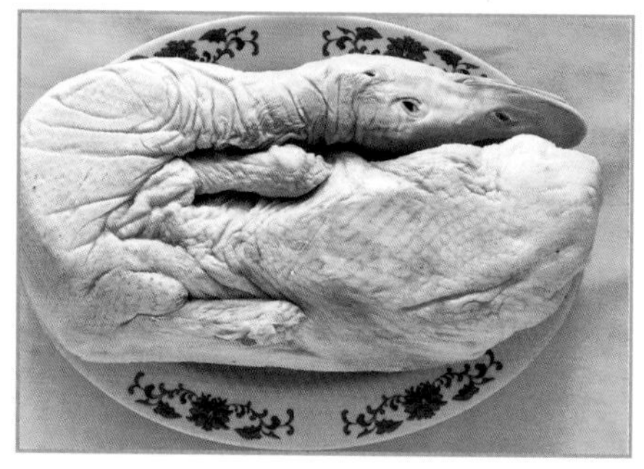

鴨肉營養價值很高，含有多種人體必需的營養物質，具有滋陰養胃，利水消腫作用。

用 法

喝湯吃肉、棗。每次1小碗，空腹服下。

功 效

健脾益胃，益氣補血。

主 治

適用於脾胃虛弱所致的腹脹、泄瀉、日久不癒、氣短懶言、面色萎黃、神疲乏力等症。

來 源

經驗方。

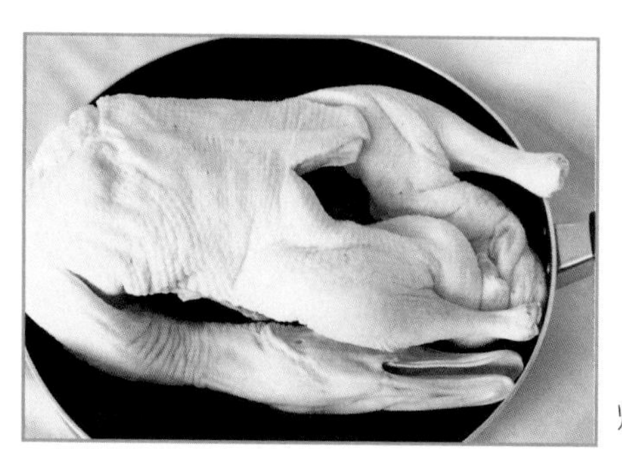

將白鴨洗淨放入開水中焯一下，撈出備用。

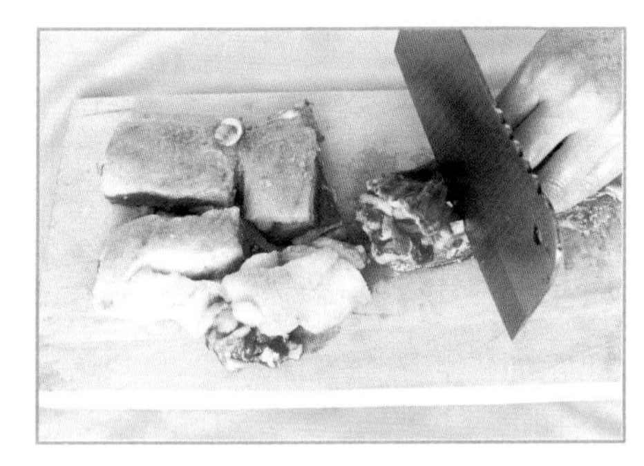

將焯好的白鴨切成塊狀

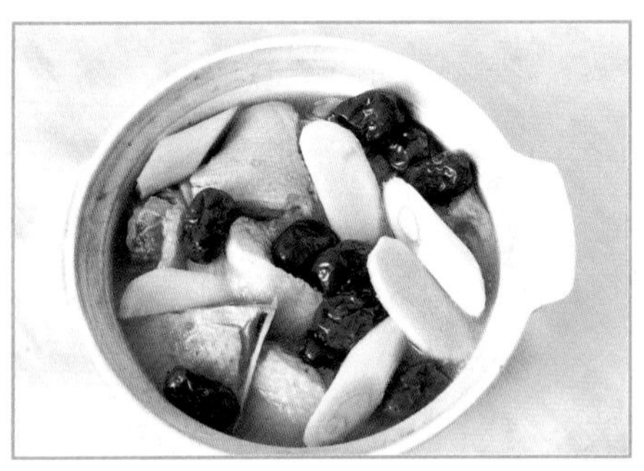

將鴨塊、薑、蔥、胡椒，紹酒、大棗放入沙鍋中，武火燒開，改用文火燉至爛熟，加調味品。

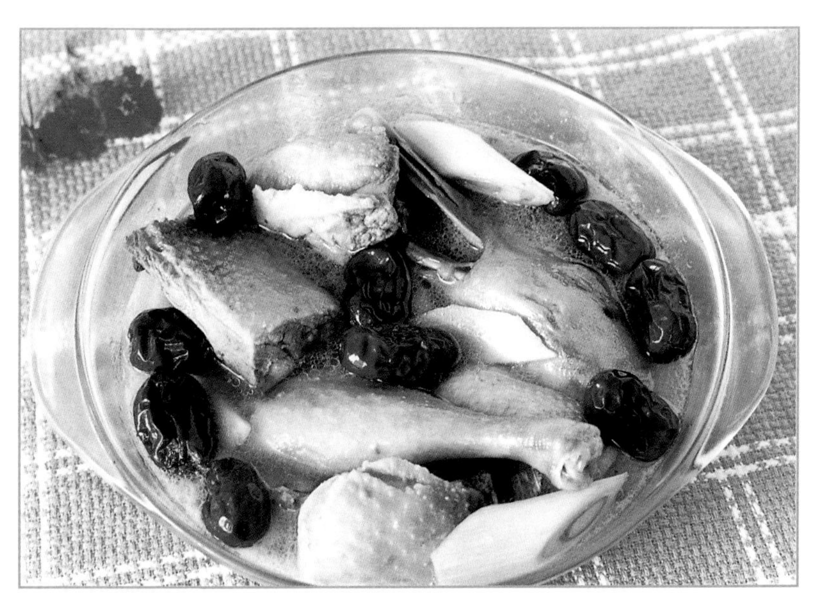

7 紅棗煨豬肘

配 料

豬肘1000克，大棗100克，冰糖300克，清水1500克，精鹽、薑、葱適量。

製 法

將豬前肘刮洗乾淨，入開水除去血水腥味。薑葱洗淨，大棗用清水洗淨，將肘和大棗同置沙鍋內，放武火上燒開，放入葱、薑、冰糖，改用文火煨1 小時，至肉將爛時再加入冰糖、鹽在微火上煨2 小時即成。

用 法

佐餐服用，分次服完。

功 效

豬肘能補虛，健脾胃，生氣血；大棗則益脾生血。二者合冰糖共用，能補脾胃，益氣血。

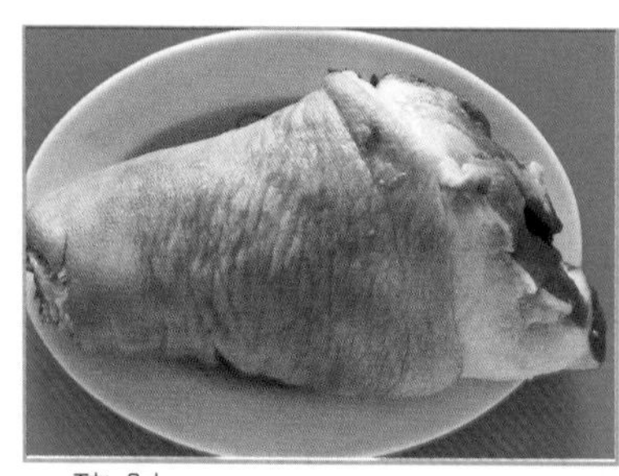

豬 肘

主 治

適用於脾胃氣虛所致的形體消瘦、飲食減少、少氣乏力、面色枯萎不華等症。

來 源

經驗方。

大棗含蛋白質、糖類、有機酸、粘液質、維生素A、維生素B、維生素C。其功能特點是補脾和胃，益氣生津，還有解毒功效。

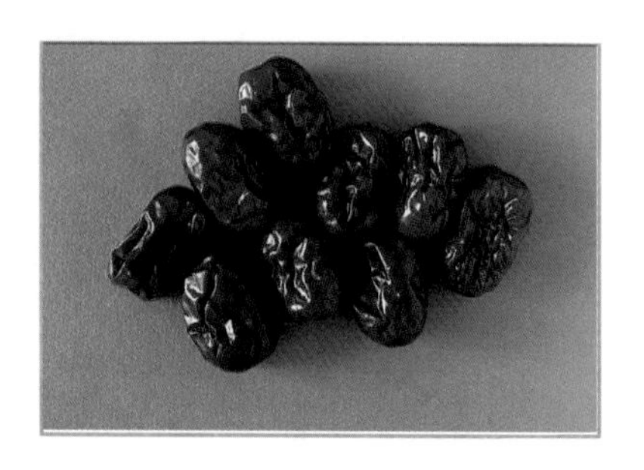

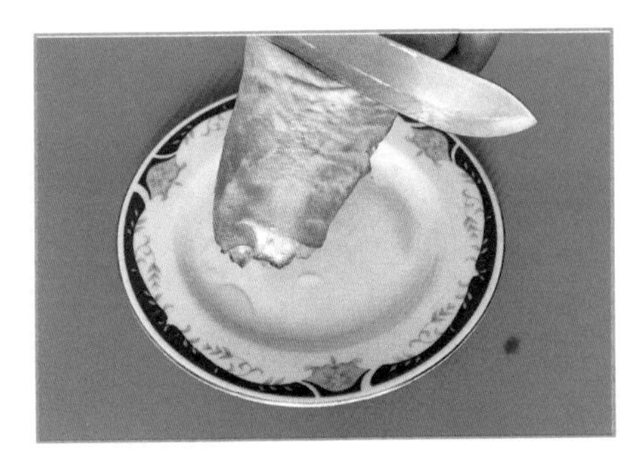

將豬前肘刮洗乾淨，放入開水中除去血水腥味。

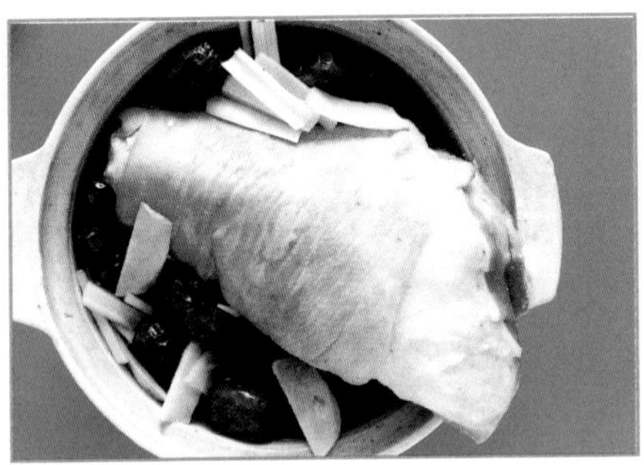

大棗用溫水洗淨，將豬肘和大棗一起放入沙鍋內加適量水，武火燒開，再放入蔥、薑，文火煨2小時，肉爛時加調料。

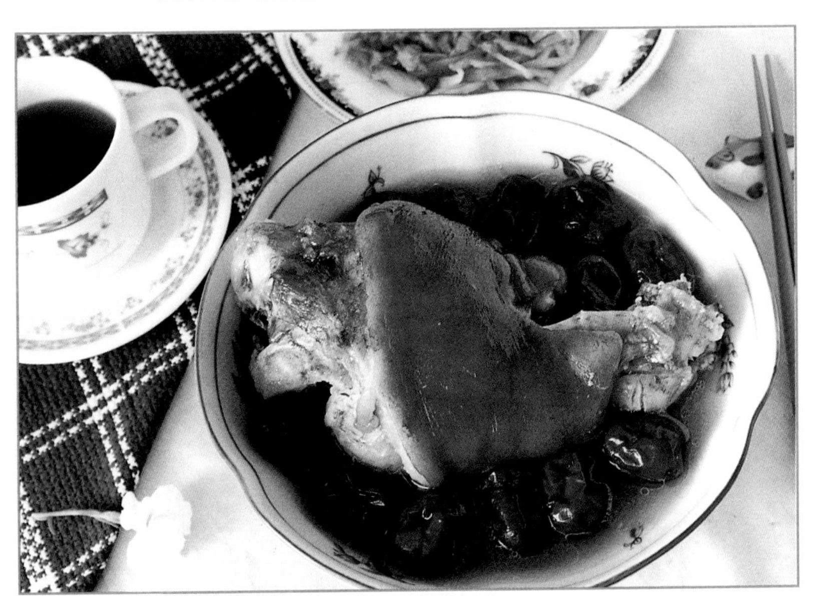

8 補氣養血八寶粥

配 料

花生仁、蓮子肉、核桃仁、薏苡仁、大棗、赤小豆、綠豆各10克，粳米100克。

製 法

將上述八物洗淨，同置鍋中加水適量，同煮為粥。

用 法

每日早晚溫熱食之。

功 效

花生含脂肪油、氮物質、纖維素、澱粉、維生素等，具有和胃功效，可改善反胃症狀。蓮子肉能補脾澀腸而治脾虛泄瀉。薏苡仁能健脾止瀉。赤小豆能除泄瀉，而綠豆可解毒。大棗補脾生血，益氣健胃。本膳方各味相配可起到健脾胃、補氣血的作用。

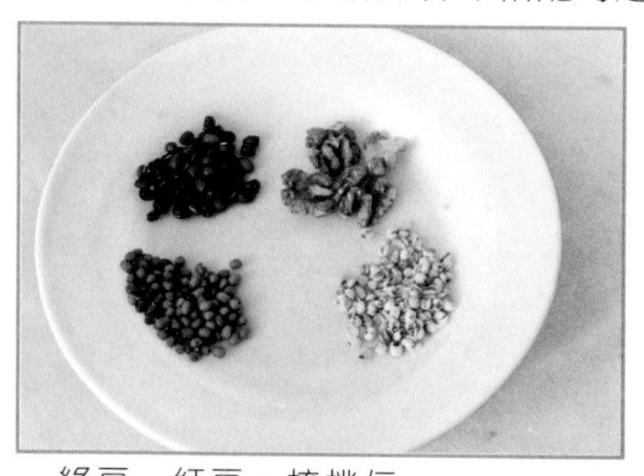

綠豆、紅豆、核桃仁、薏苡仁。

主 治

適用於脾胃虛弱所致的脘腹疼痛、綿綿不癒、形體倦怠、乏力氣短、面色萎黃等症。

來 源

《中國中醫藥報》。

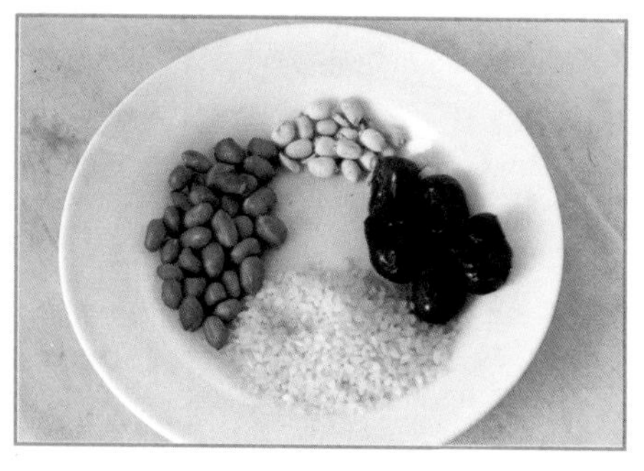

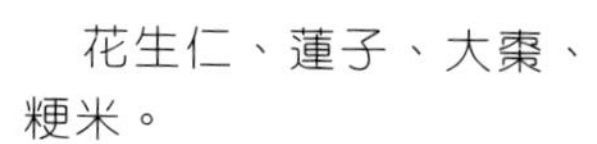

花生仁、蓮子、大棗、粳米。

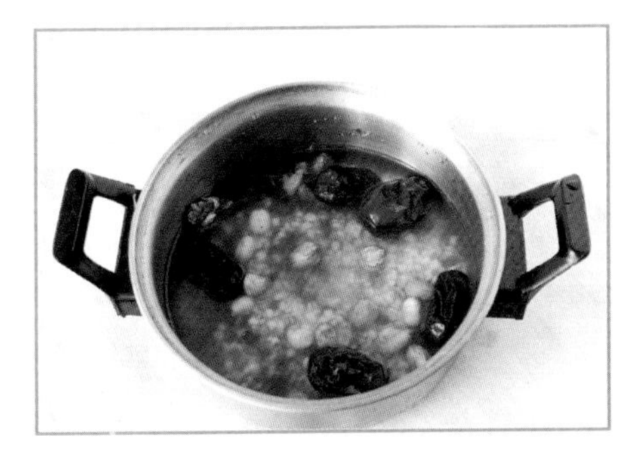

將花生仁、蓮子肉、核桃仁、薏苡仁、大棗、赤小豆、綠豆、粳米淘洗乾淨放入鍋中，加適量水，煮粥。

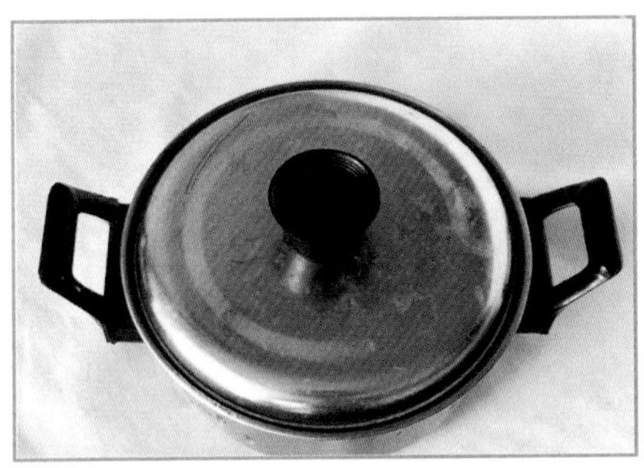

煮時可多放些水，先武火後文火煮 1 小時左右。

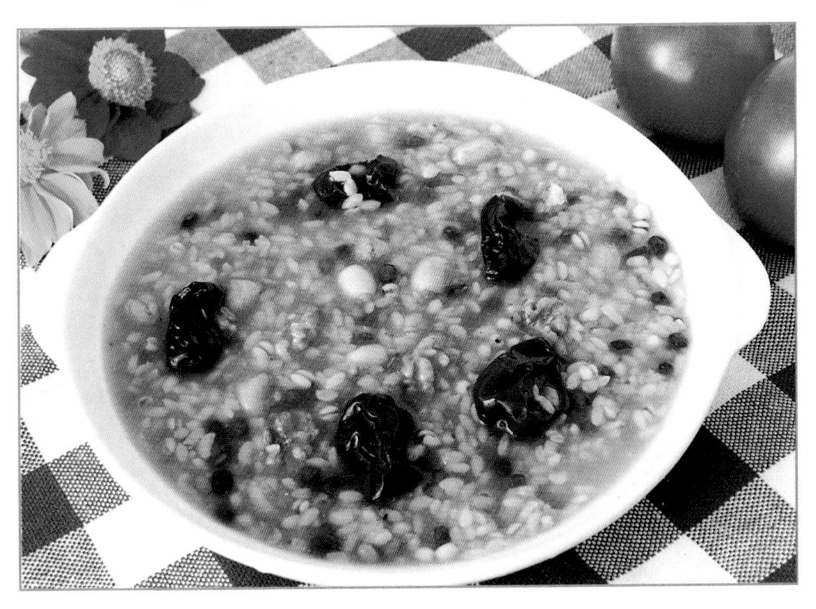

9 甲魚羹

配料

甲魚1隻500克，砂仁10克，胡椒5克，山藥20克，白朮20克，陳皮15克，雞內金15克，葱、薑各適量。

製法

將甲魚用開水燙2～3分鐘，從頸後下刀，揭去硬殼，除去內臟、砂和爪尖，刮淨皮膜，用清水洗淨，切成2厘米的方塊，再用沸水煮透，撈出洗淨。把砂仁、胡椒、山藥、白朮、陳皮、雞內金放入紗布縫製的袋內和葱、薑、甲魚肉一塊放入沙鍋中加水適量。先用武火煮沸，再用文火慢燉，至肉爛熟，調味即可。

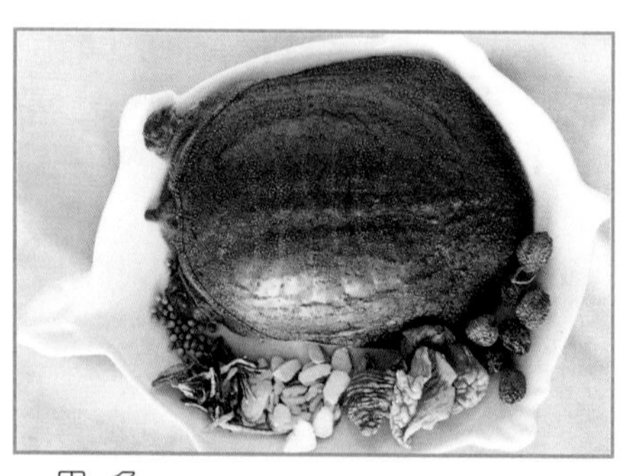

甲 魚

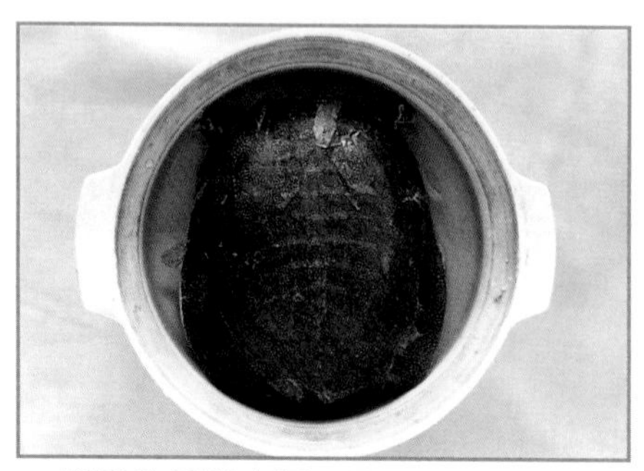

將甲魚用開水燙一下

用法

空腹溫熱服之，每食適量。

功效

滋陰補血，消食和中。

主治

適用於脾胃陰虛所致的胃脘灼熱隱痛、口乾咽噪、心中煩熱、體虛乏力、似飢而不欲食等症。

來源

經驗方。

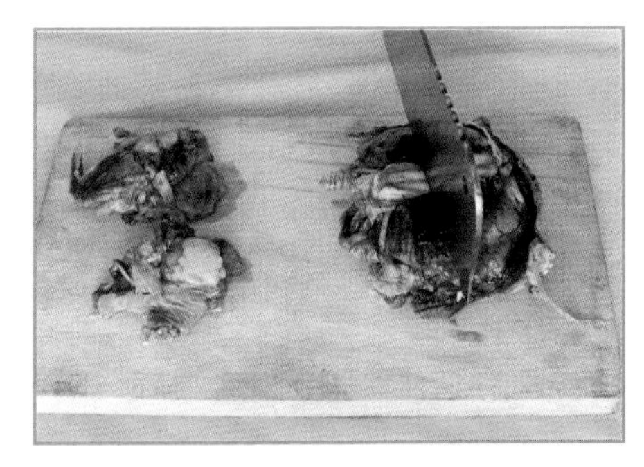

將燙好的甲魚，揭去硬殼，切塊。

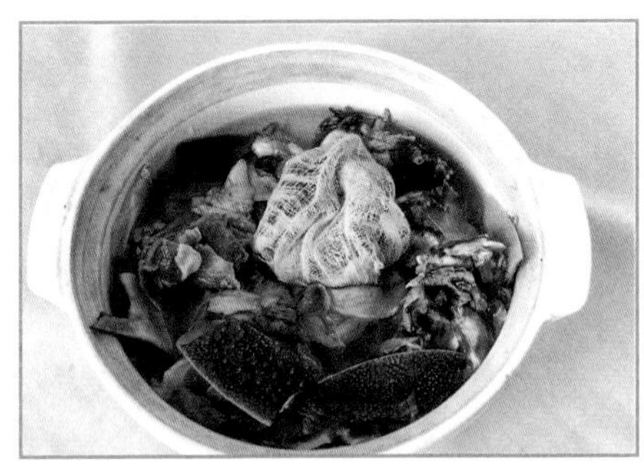

把砂仁、胡椒、山藥、白朮、陳皮、雞內金縫入紗布中，與甲魚一起燉至肉爛熟。這些藥材都是調理脾胃的良藥。

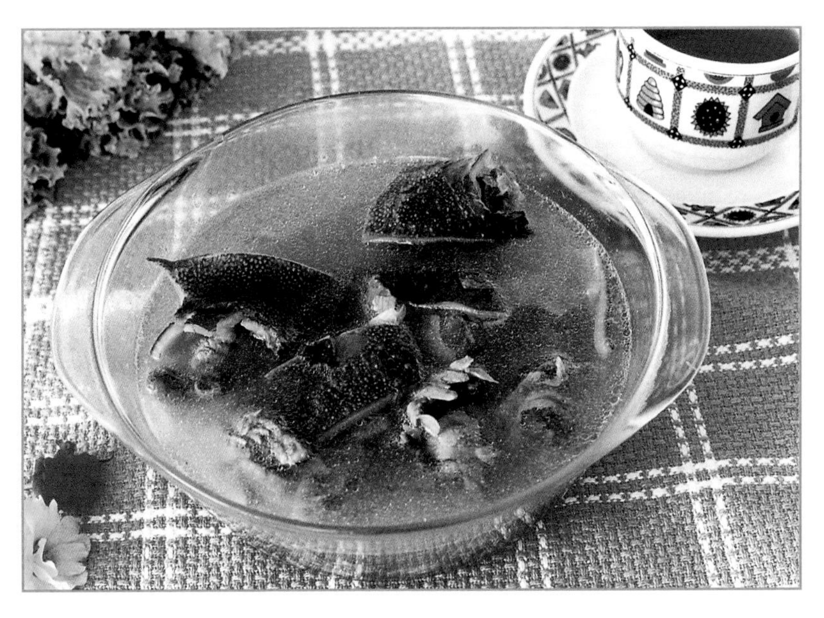

10 冰糖銀耳飲

配 料

銀耳10克，冰糖適量。

製 法

將銀耳用溫水泡發，然後放入鍋內，加水適量，用文火煮爛，加入冰糖溶化即可。

用 法

每日1劑，連服7日。

功 效

銀耳歸肺、胃二經，滋陰，潤肺，養胃，生津；而冰糖屬平性，能補中益氣，和腎潤肺，用於治療胃脘痛及肺虛咳嗽等。二者合用製成飲品，共同起效，可補中益氣，益胃生津。

主 治

適用於胃陰不足所致的胃中灼熱疼痛、口乾欲飲、形體消瘦、夜寐夢多、心中煩熱等症。

來 源

民間驗方。

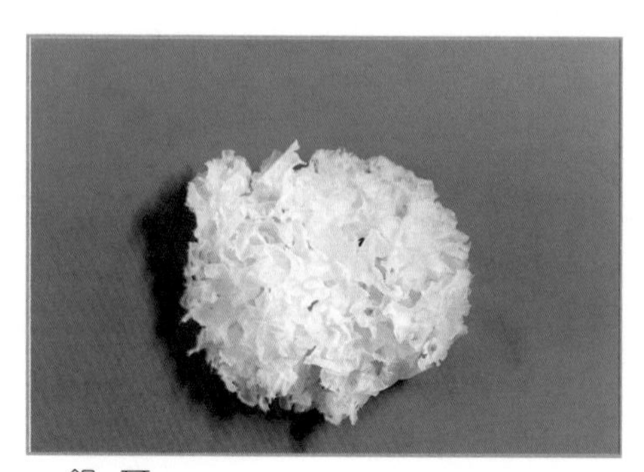

銀 耳

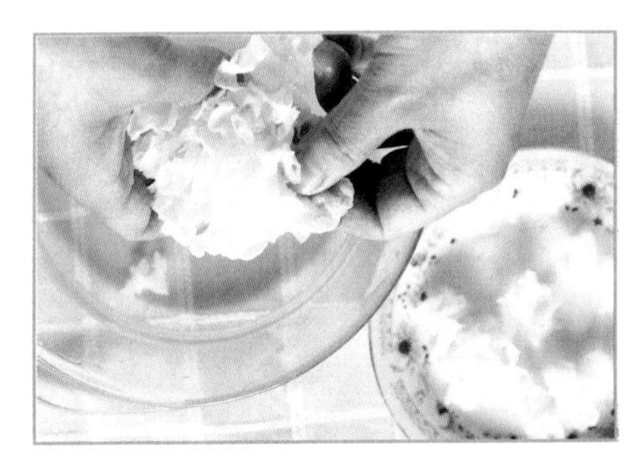

清洗銀耳

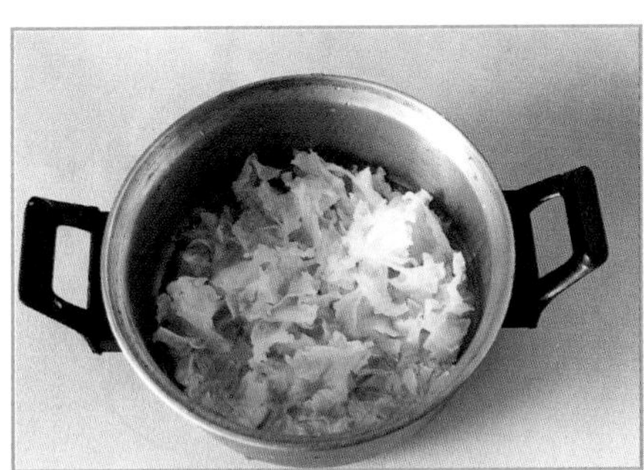

將銀耳放入水中浸泡

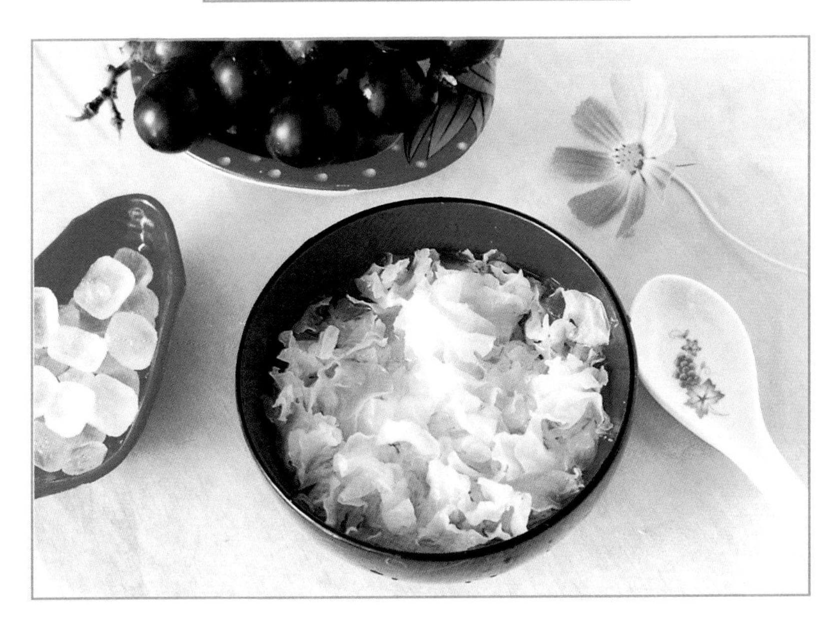

11 參棗飲

配料

黨參20克，大棗10枚，陳皮3克。

製法

將黨參、大棗、陳皮同煎，取汁即可。

用法

代茶頻飲，每天1次，連服5～7天。

功效

黨參藥性平和，能補脾胃、扶正氣，改善胃腸功能，治療脾胃虛弱、乏力倦怠、胃脹便稀者。陳皮健脾行氣，除胃脘脹痛，改善飲食不香等。大棗補脾胃虛弱。三者合用能疏肝理氣和胃。

主治

適用於肝氣犯胃型的患者，其症見胃脘脹痛，飽食不適，食後尤甚，痛無空處，以及胃痛連脅，噯氣頻作，矢氣則舒，惡心嘔吐，泛酸水等症。

來源

經驗方。

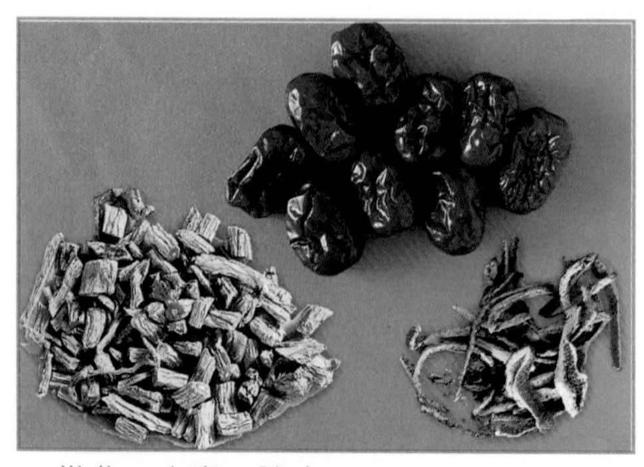

黨參、大棗、陳皮。

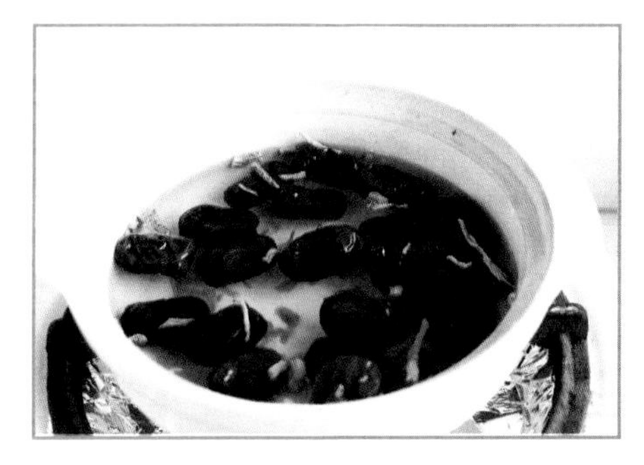

將大棗等配料同煎

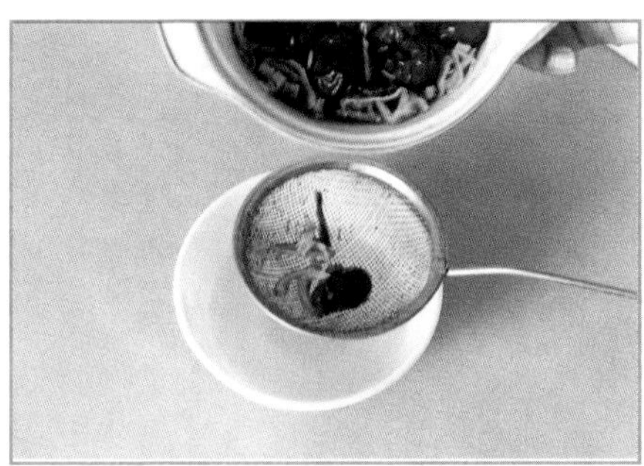

然後取汁飲用

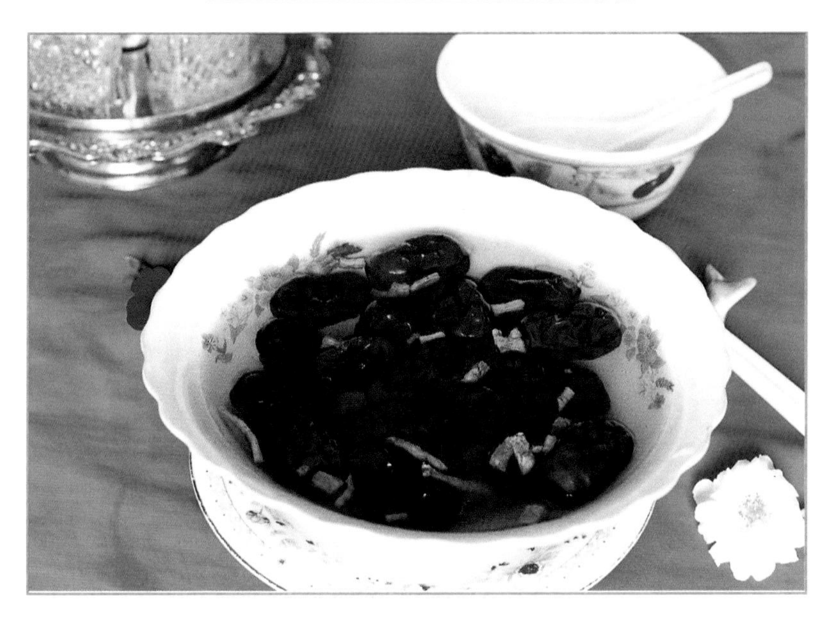

冬季食膳

1 胡椒豬肚

配 料

豬肚1個，胡椒15克，蔥頭15克，肉桂10克，白朮15克，食鹽適量。

製 法

將豬肚洗淨，將藥材及適量的鹽填入豬肚內，放入沙鍋中，加適量的水，先用武火煮沸，再用文火燉至豬肚爛熟，切成塊食用。

用 法

空腹時吃肉、喝湯。每次1小碗，1日2～3次，5～7次為1個療程。

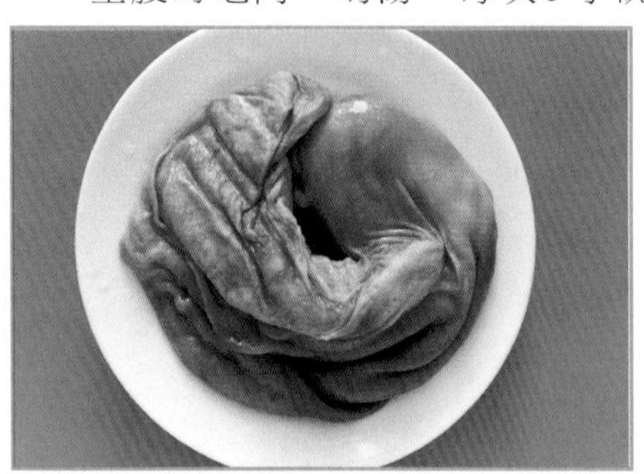

豬 肚

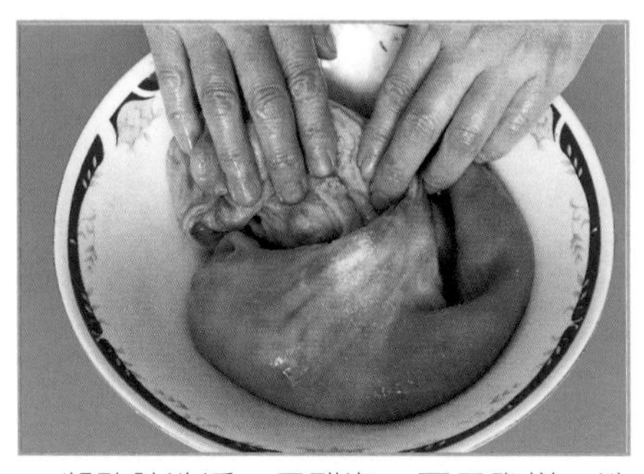

將豬肚洗淨，用醋泡，再用鹽搓，洗去油脂。

功 效

豬肚含有蛋白質、脂肪、維生素及鈣、磷、鐵等，性質屬溫，具有補虛損，健脾胃功效，可治療虛弱消瘦，脾虛泄瀉等症；蔥頭屬辛溫之性，可祛脾胃之寒；肉桂能暖脾胃，除脾胃積冷；白朮健脾而治虛。此膳方中諸味共用，具有溫中健脾功能。

主 治

適用於脾胃虛寒型的胃炎患者。

來 源

民間菜譜。

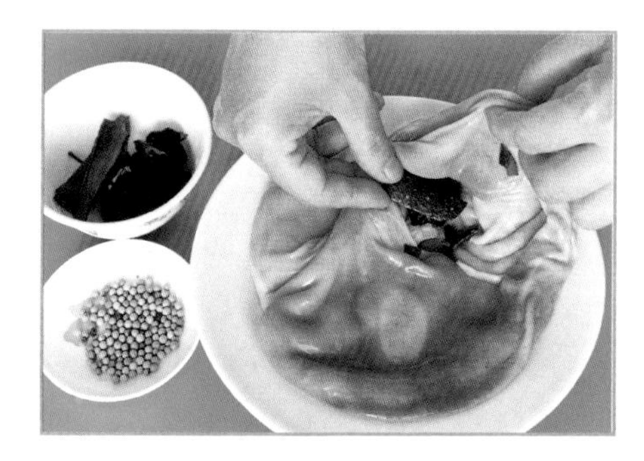

將肉桂（桂皮）、白术、胡椒放入豬肚中。

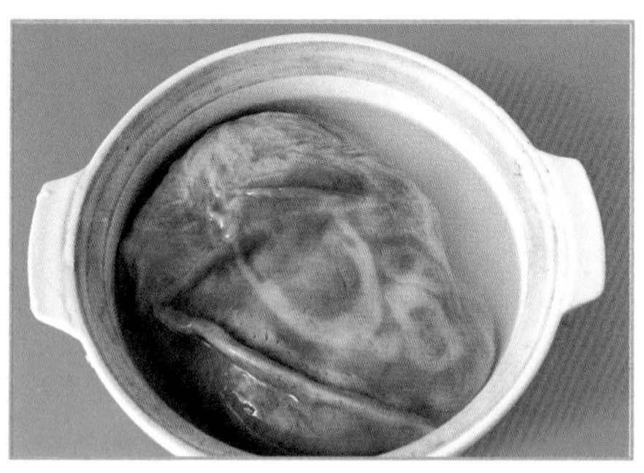

將整理好的豬肚放入沙鍋中，加水適量，先用武火煮沸，再用文火燉至爛熟。

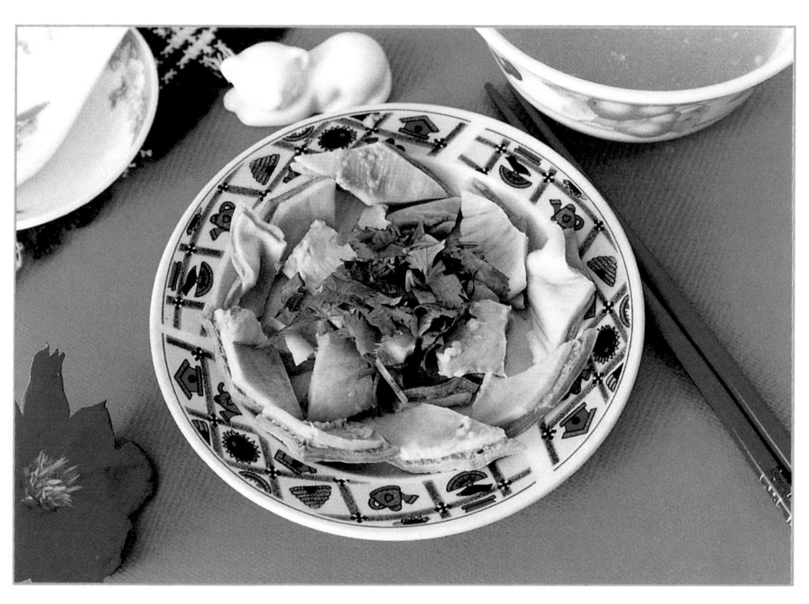

2 牛肉返本湯

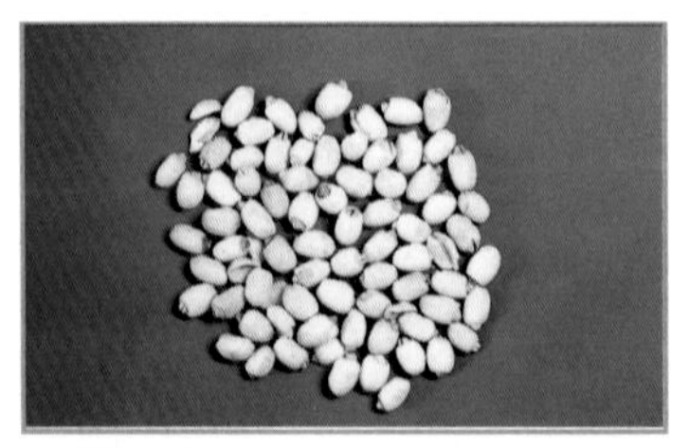

蓮 子

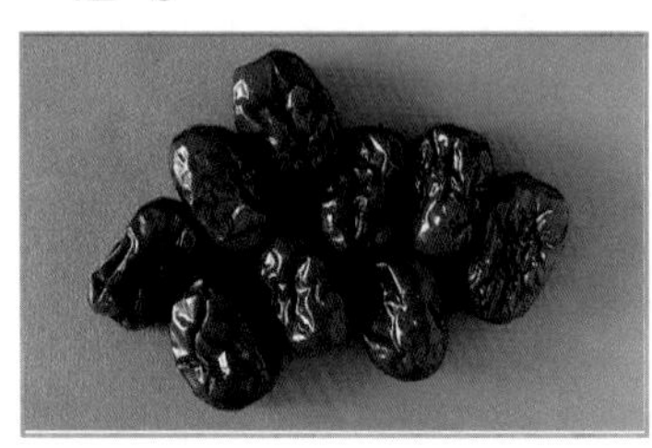

大 棗

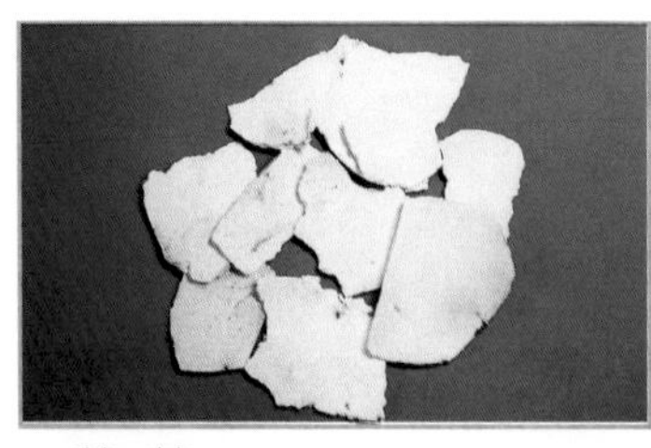

茯 苓

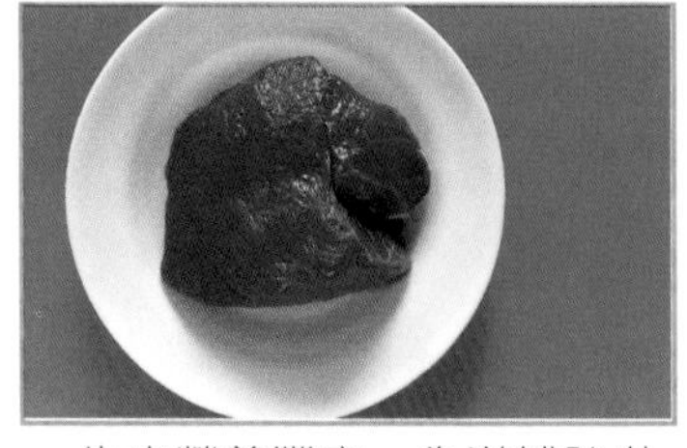

牛肉營養豐富，為滋補強壯之品。

配 料

牛肉250克，山藥、蓮子、茯苓、小茴香（布包）、大棗各30克。

製 法

將牛肉切塊，與其他藥物一同加水適量，文火燉至爛熟，酌加食鹽調味即成。

用 法

飲湯、吃肉（除茴香外，均食之）。

功 效

牛肉性屬溫，富含蛋白質、脂肪及維生素和多種微量元素，取其補益脾胃的功效。山藥能健脾止瀉，治療脾虛瀉泄。蓮子可補脾澀腸而治脾胃虛弱引起的泄瀉。茯苓健脾胃，促使胃腸功能改善。大棗則補脾養血生津。本膳方可還脾胃虛弱的正常功能，故謂之"返本湯"。具有健脾胃，滋腎陰的功效。

主 治

適用於脾胃虛弱型的胃炎患者。

來 源

《大眾藥膳》。

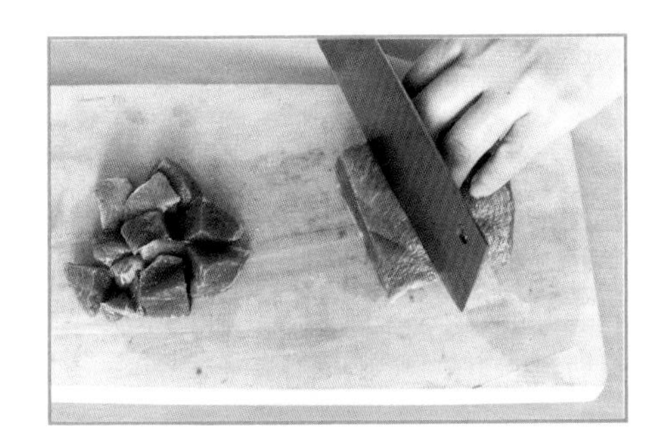

將牛肉洗淨，切成塊狀。

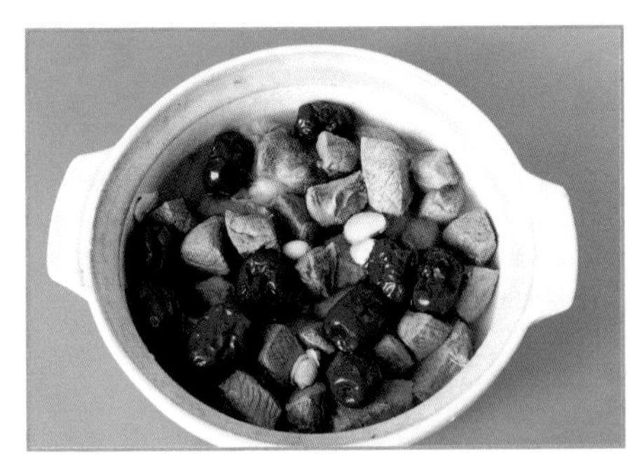

將切好的牛肉與山藥、蓮子、茯苓、大棗、小茴香(布包)放入沙鍋，加適量水，文火燉至爛熟，加調味品。

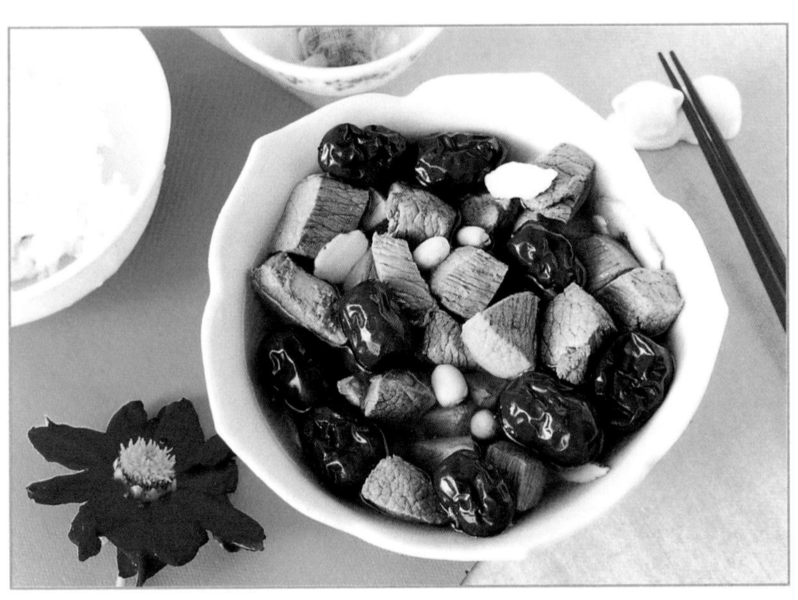

3 砂仁鴨

配料

鴨子1500克，淮山藥25克，黨參25克，雞內金15克，砂仁10克，薑片、葱白、胡椒麵、紹酒、精鹽、雞油各適量。

製法

將黨參、淮山藥、砂仁、雞內金除塵後用紗布包好。將鴨子宰殺整理乾淨。再將藥包放入鴨腹，與精鹽、紹酒、薑片、葱白、胡椒麵、雞油用濕棉紙封住盆口，置武火上蒸，約2小時至鴨肉爛透即成。

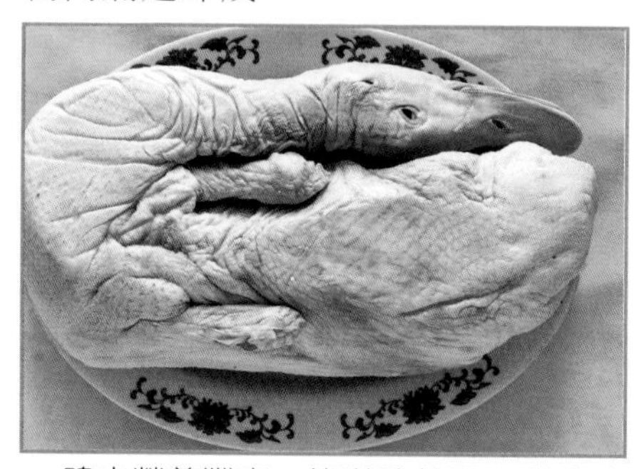

鴨肉營養豐富，能滋陰養胃，利水消腫。

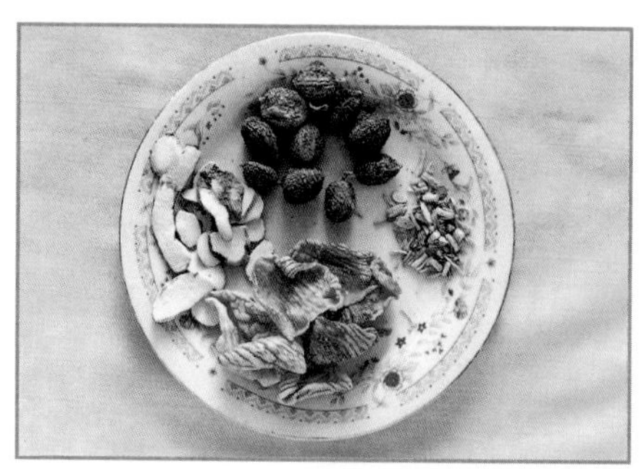

淮山藥、黨參、砂仁、雞內金都是補氣、調理脾胃的常用藥。

用法

佐餐服用。

功效

該藥膳方具有平和之性，不溫不燥，補而不上火、不留邪，適合於胃炎患者久而不癒，體質虛弱，營養狀態差的病人，具健脾和胃的功能。

主治

適用於脾胃虛弱所致的以食欲不振、納呆、形體消瘦等為主症的患者。

來源

經驗方。

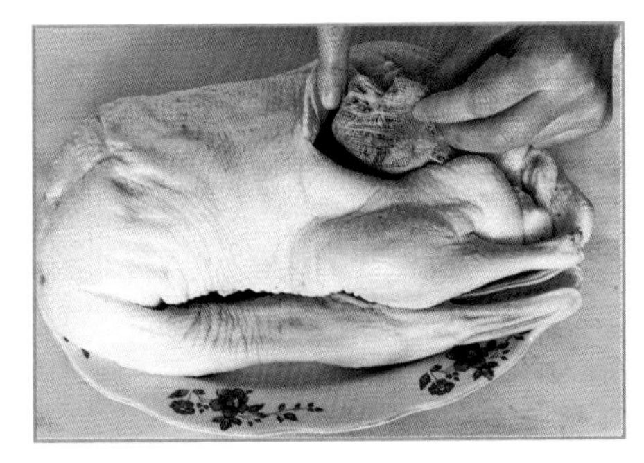

將黨參、淮山藥、砂仁、雞內金洗淨，用紗布包好，放入鴨腹內。

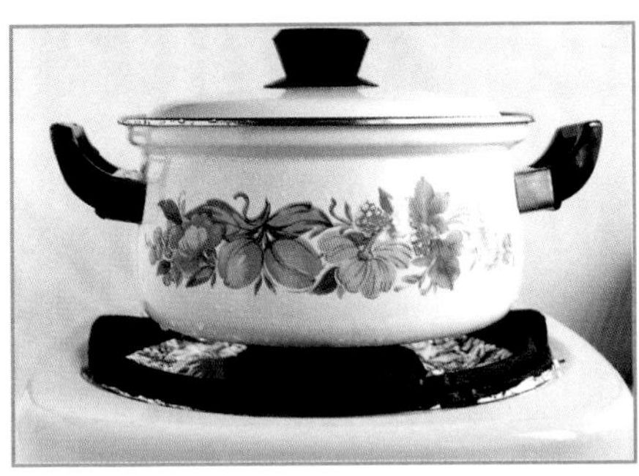

將鴨隻、精鹽、紹酒、薑、蔥、胡椒麵、雞油放入蒸盆裏，上屜蒸2小時至鴨肉爛熟時止。

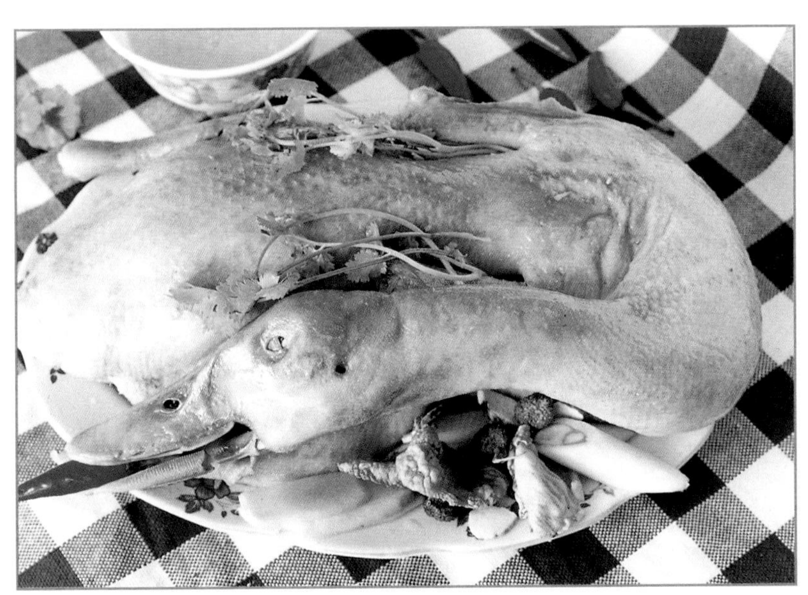

4 黃芪參棗粥

配料

生黃芪300克，黨參30克，甘草15克，粳米100克，大棗10枚。

製法

將生黃芪、黨參、甘草去淨灰渣，裝入紗布袋中，紮口放入鍋內，加入清水，煎熬成汁，去藥袋留汁，加入粳米、大棗，加適量清水，先用武火煮沸，再轉為文火熬煮成粥即可。

用法

早晚服用，連用10～15日。

功效

黃芪、黨參合用可增強補益脾胃作用；粳米能益胃健脾；大棗補益脾胃，益氣生血。用甘草調和藥性，共同達到補益中氣，健脾養血之效。

主治

適用於慢性胃炎患者及患病已久，脾胃弱虛明顯，症見胃脘脹滿，時有隱痛，不欲飲食，周身倦怠，少氣懶言，大便溏稀，時有惡心，納食後腹脹明顯等症。

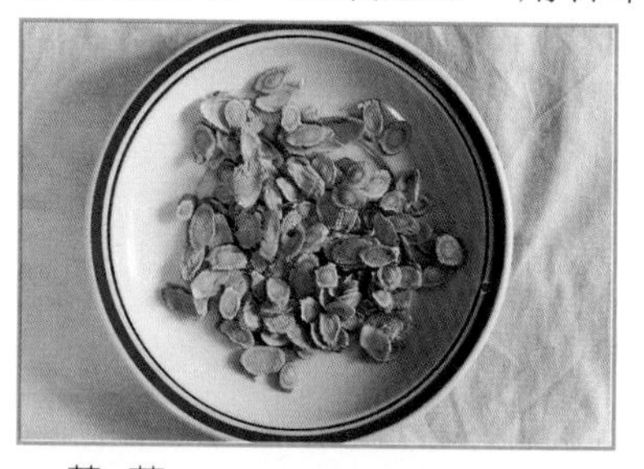

黃 芪

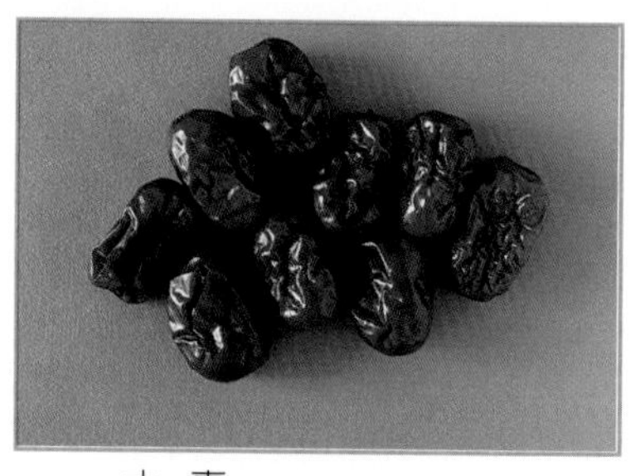

大 棗

黃芪、黨參、大棗、甘草能補氣養血，健脾，常食能補胃氣。

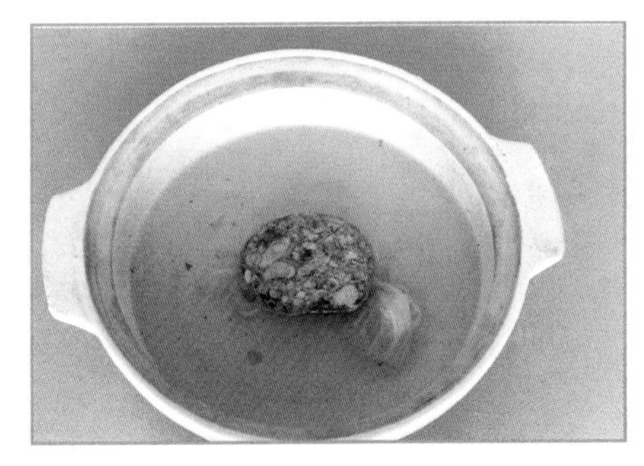

將黃芪、黨參、甘草洗淨，裝入紗布袋中，放入沙鍋，加適量水煎煮30分鐘，取汁備用。

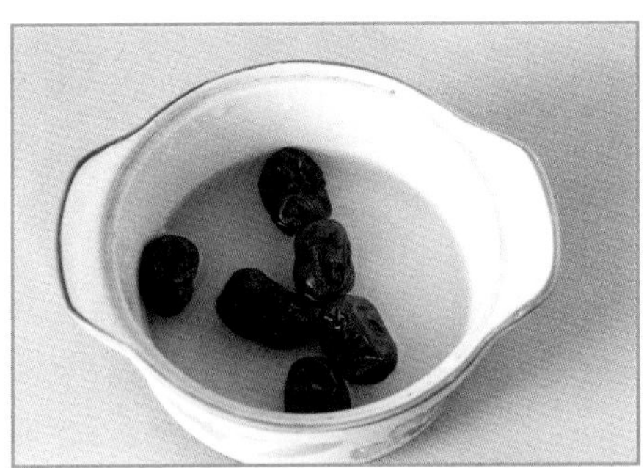

鍋中加淘洗乾淨的米及藥汁，再加入豐富及適量清水，武火燒開，文火熬成粥即可。

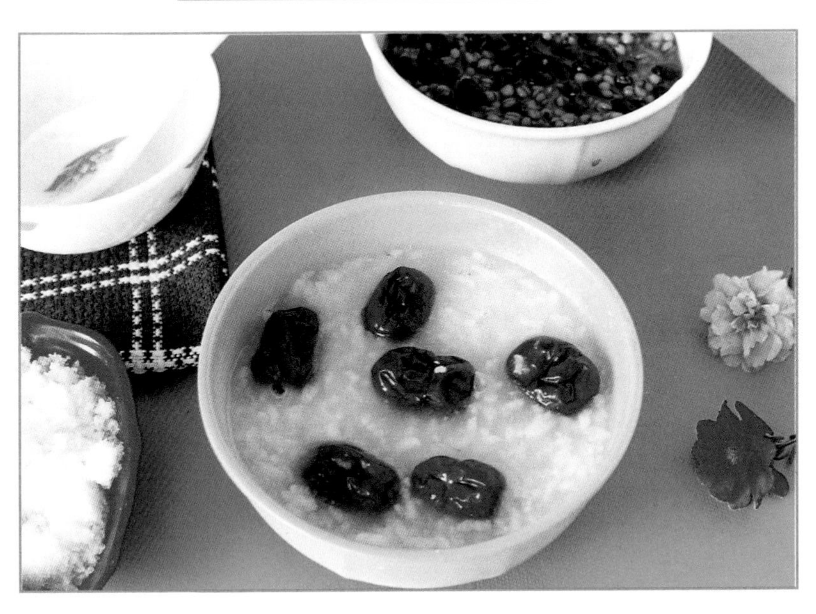

5 黃芪當歸蒸雞

配 料

黃芪50克，當歸10克，母雞一隻750克，葱、薑、料酒、胡椒麵各適量。

製 法

把母雞宰殺放盡血，剖腹除去內臟，洗淨後放開水中氽一下，撈出用涼水沖洗乾淨。當歸、黃芪洗淨後切成片狀，放在雞身上，共同放於蒸盆內，加入薑、葱、料酒、胡椒麵，加蓋蓋好，上籠蒸約2小時，揀出葱、薑即可。

用 法

分餐服用。

功 效

當歸能補血活血，與黃芪同用可促進脾胃功能恢復，補益因脾胃虛弱而氣血的虧少，改善體質，是胃炎治療中的常用藥物。當歸含有多種化學成分，能調節人體的多個系統，如可促進物質代謝及內分泌代謝，保護肝臟功能，降低血壓等。此方能夠補養氣血，溫脾健中。

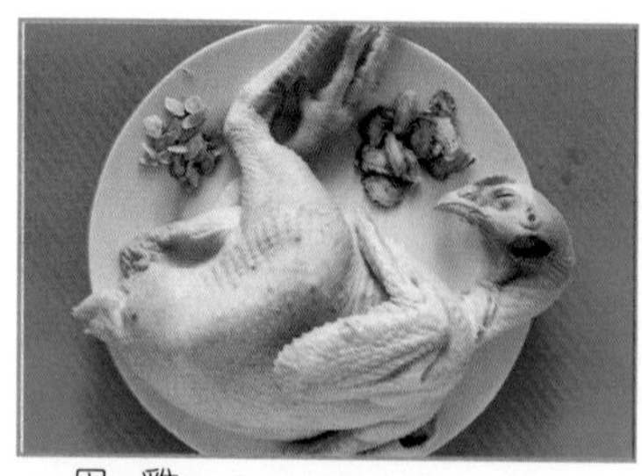

母 雞

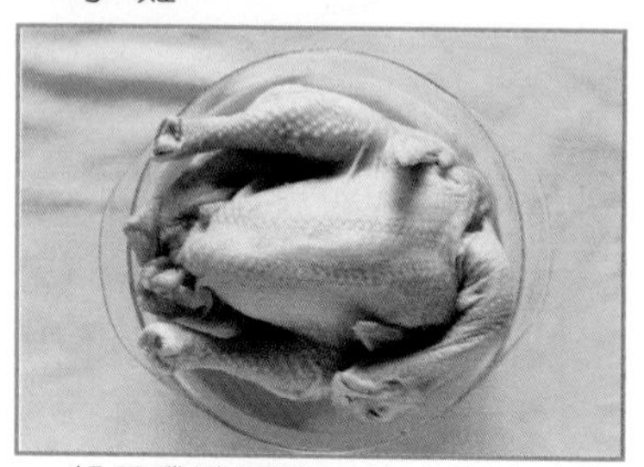

將母雞洗淨後，放入開水中氽一下，撈出備用。

主 治

適用於脾胃虛弱所致的形體瘦弱、疲乏無力、倦怠食少、面色萎黃、胃脘隱痛等症。

來 源

經驗方。

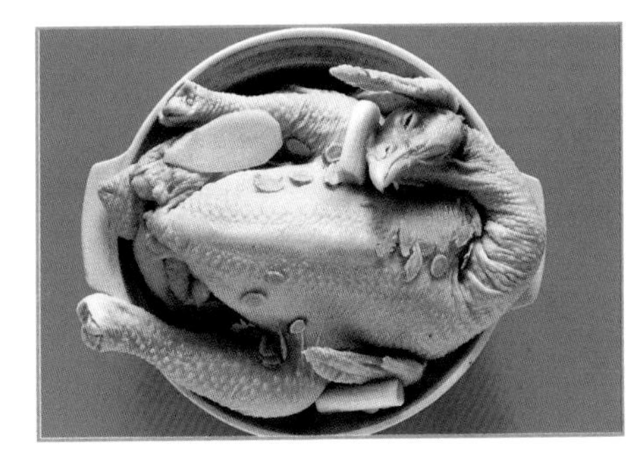

將黃芪、當歸洗淨，放在雞身上，再把雞放在蒸盆裏，加葱、薑、料酒、胡椒麵，加蓋蓋好。

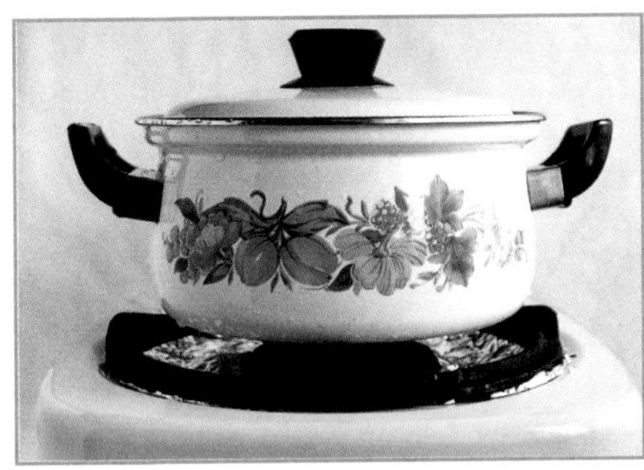

將蒸盆放入蒸鍋，入鍋蒸2小時，揀出葱 、薑即可。

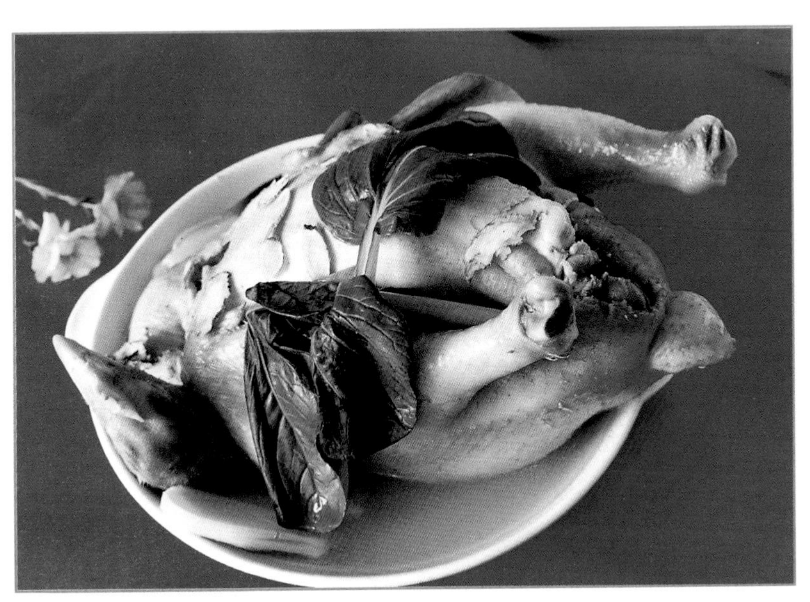

6 猴頭菇瘦肉湯

配料

猴頭菇150克，豬瘦肉50克，雞蛋1隻，油、鹽、胡椒粉、味精、葱白各適量。

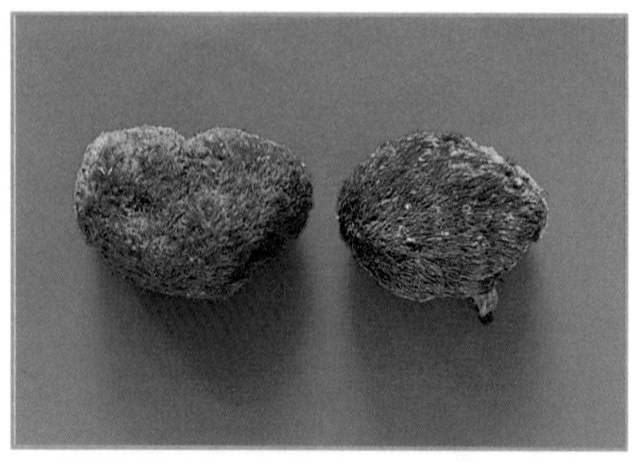
猴頭菇

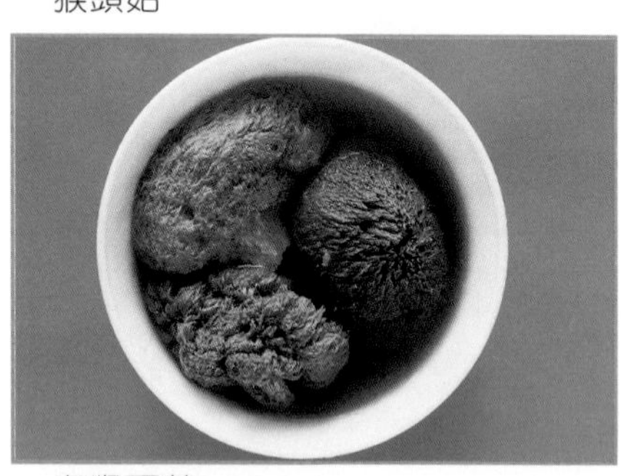
泡猴頭菇

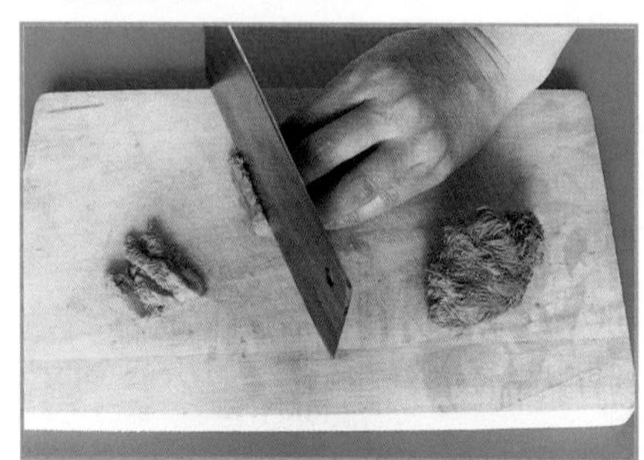
切猴頭菇片

製法

將猴頭菇泡發洗淨後切成片狀，再將豬瘦肉切片，然後一同放入炒鍋內煎炒，待豬肉變色時倒入鮮湯、胡椒粉、葱白，先用武火煮沸再用文火慢熬，湯成後加入味精、精鹽、蛋花即可。

用法

喝湯、吃肉，每次1小碗。

功效

溫脾暖胃。

主治

適用於脾胃虛寒所致的腹痛隱隱、喜溫欲按、手足不溫、面色萎白、形體消瘦、倦怠乏力等症。

來源

經驗方。

禁忌

胃腸實邪有火者，不宜食用，以免助邪助火。

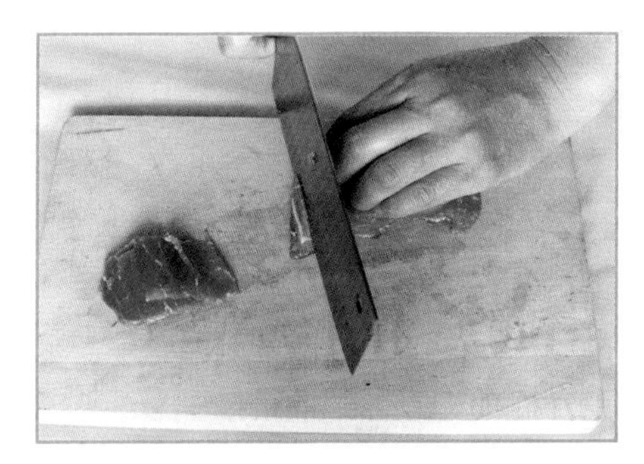

將豬肉洗淨，切成薄片。

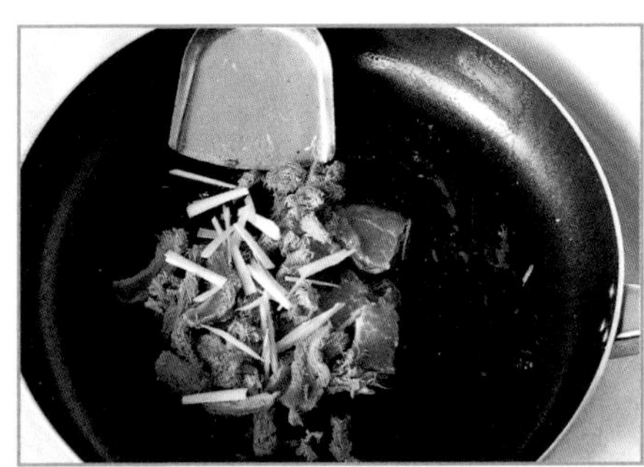

將切好的肉片、猴頭菇片放入炒鍋中煎炒，待肉變色時倒入鮮湯，加調味料，打入雞蛋花。

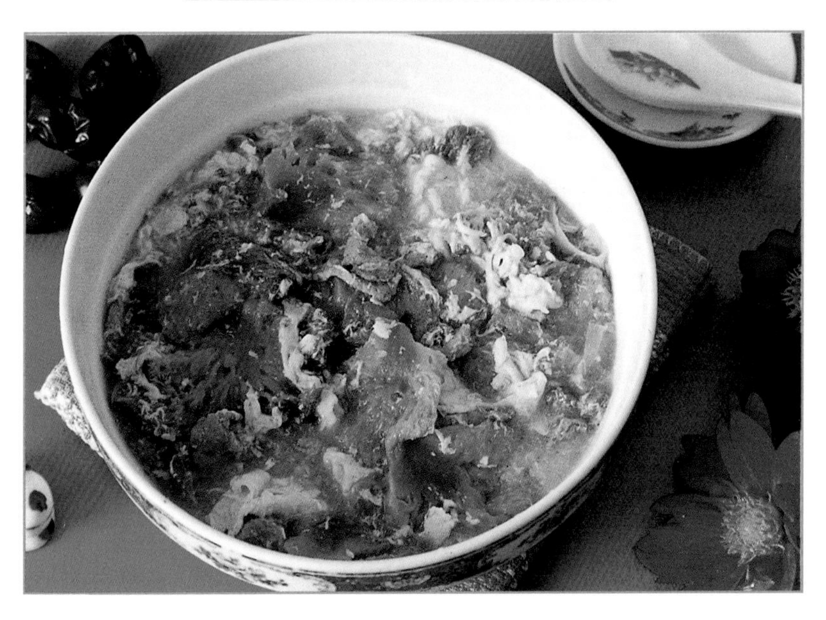

7 雞內金薑棗羊肉湯

配 料

雞內金20克，乾薑20克，大棗10枚，羊肉250克，胡椒粉、味精、精鹽、蔥白各適量。

製 法

將羊肉洗淨，切塊，雞內金、乾薑、大棗洗淨備用。炒鍋內置少量油，加熱後將羊肉塊放入爆炒，然後加水適量，放入雞內金、乾薑、大棗、蔥，用武火使之沸騰，30分鐘後改為文火慢燉，2小時後加入胡椒粉、味精、精鹽即可。

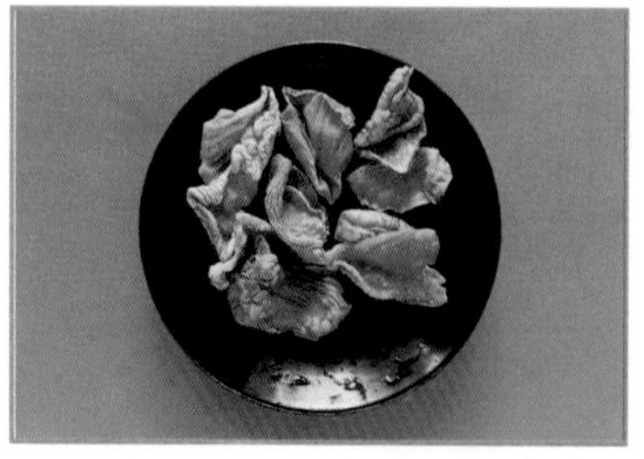
雞內金

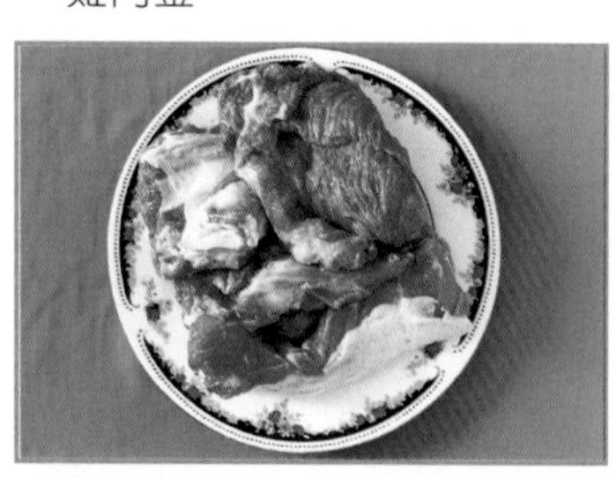
羊 肉

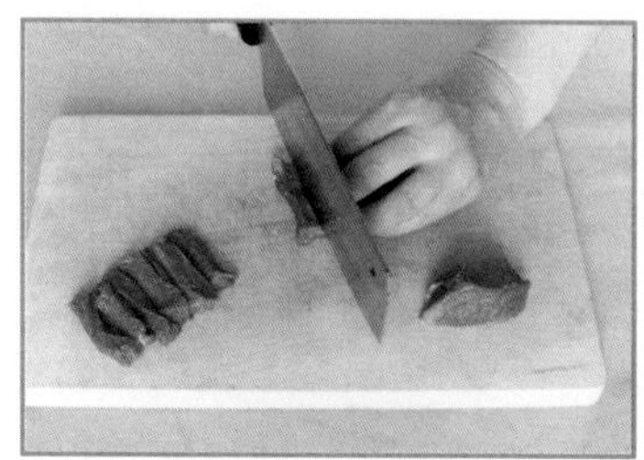
切羊肉片

用 法

隨量飲湯、食肉。

功 效

雞內金有消積滯，健脾胃之效，能治療食積不消化，腹脹，嘔吐反胃，瀉泄等症。研究表明，雞內金含有胃激素、角蛋白等，具有增加腸胃蠕動、幫助消化以及加速放射性鍶的排泄等藥理作用。此方可以溫中散寒，健脾益胃。

主 治

適用於脾胃虛寒所致的脘腹隱痛、喜溫欲按、腸鳴泄瀉、體倦乏力、精神委頓等症。

來 源

經驗方。

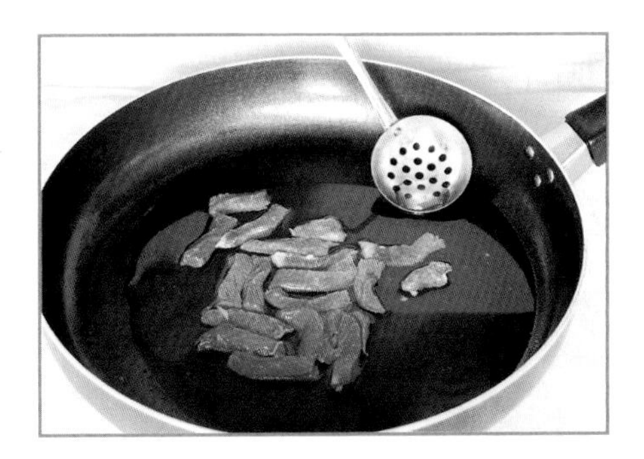

炒鍋放油，油熱後加入羊肉爆炒，加水適量。

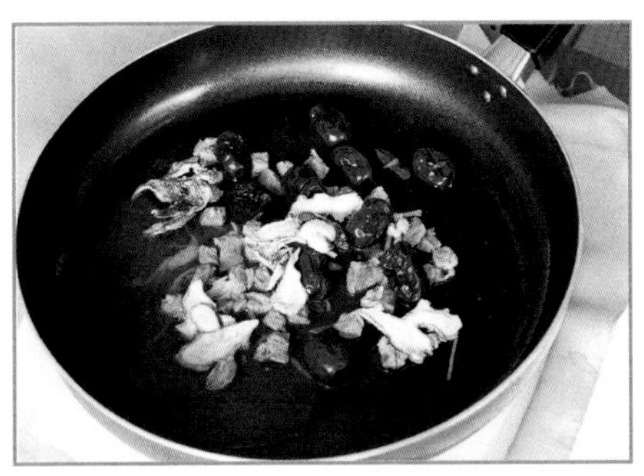

加入雞內金、乾薑、大棗、蔥，用武火燒開，文火慢燉2小時。

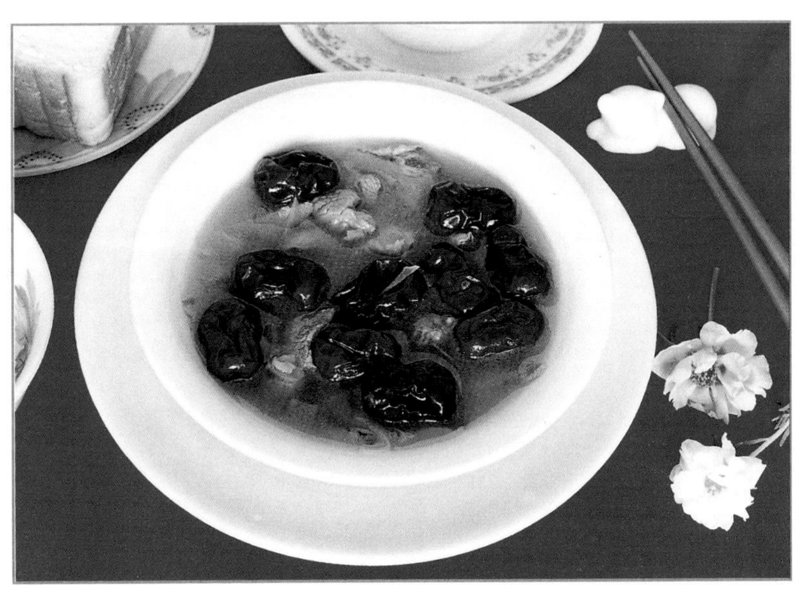

8 參芪薏苡仁粥

配料

黨參20克，黃芪20克，薏苡仁60克，大棗4個，粳米100克。

製法

將黨參、黃芪、薏苡仁洗淨後裝入藥袋子，然後把藥袋、粳米、大棗同時放入沙鍋，加水適量，先用武火煮沸，後改用文火慢熬，至粥成。

用法

分早、晚2次溫服。

功效

黨參、黃芪相配，增強補益脾胃功效；薏苡仁可健脾止瀉；大棗補中焦，生氣血；粳米調護胃氣。諸味相合，共同起效，可補中益氣，健脾去濕。

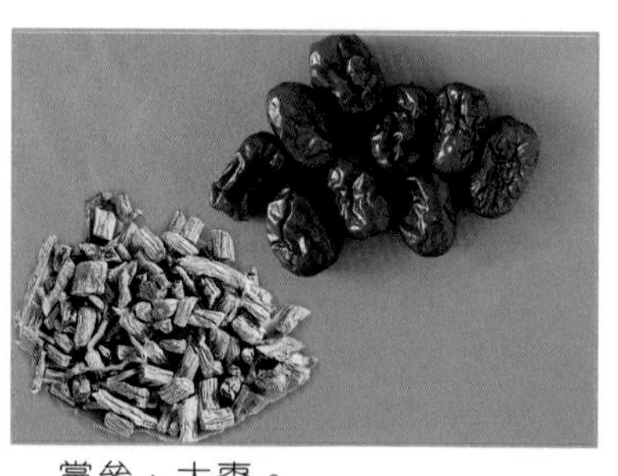

黨參、大棗。

主治

適用於脾胃虛弱之腹痛，泄瀉精稀、厭食油膩或油膩後泄瀉加重、倦怠乏力等症。

來源

經驗方。

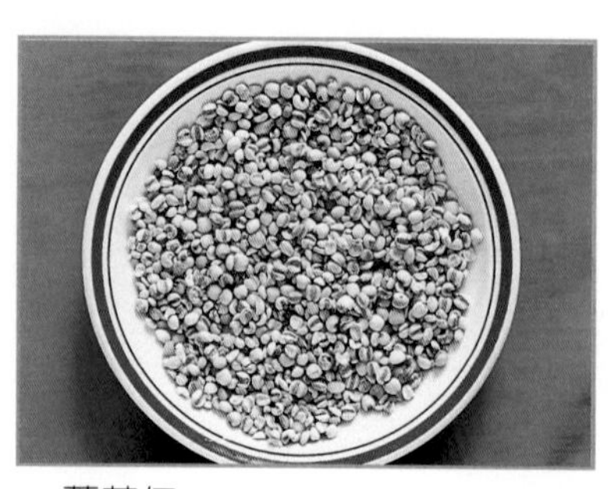

薏苡仁

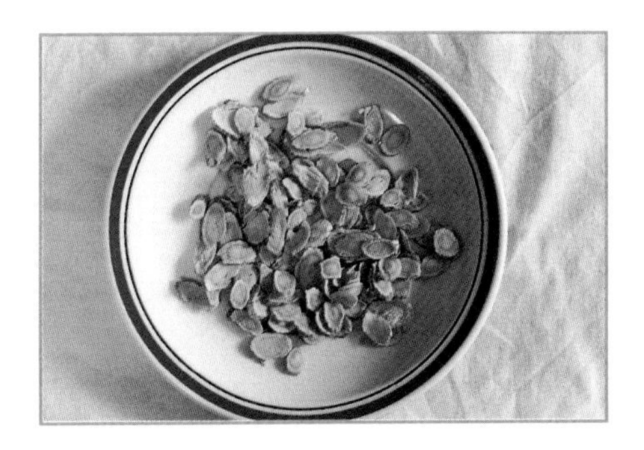

黃芪

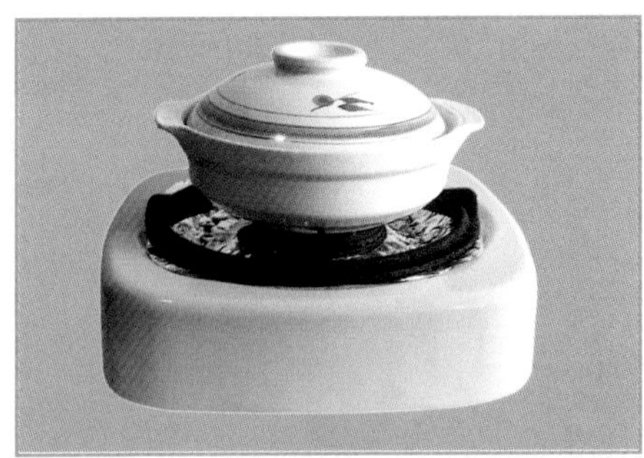

用武火煮沸，後改用文火慢熬至粥成。

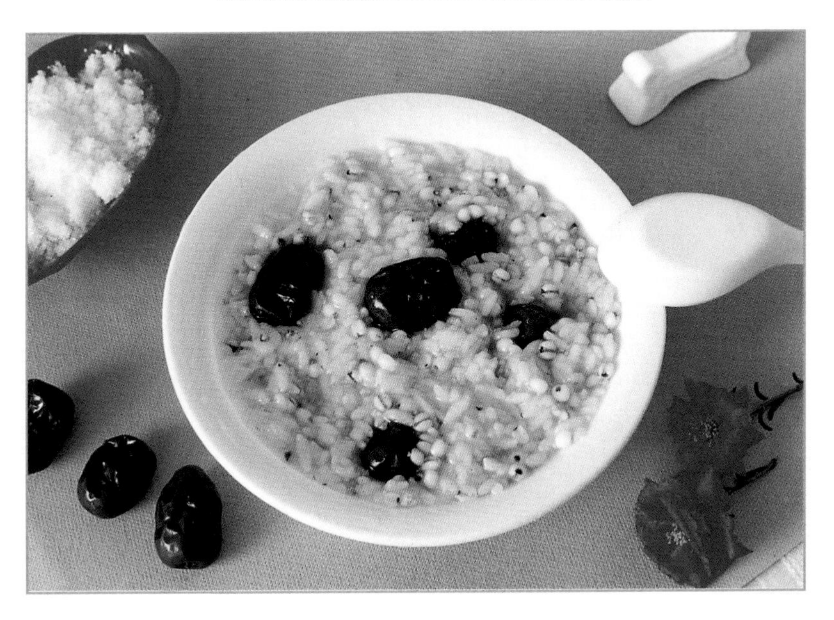

附錄

一、各種水產品食用時配伍禁忌

鱔魚

1. 忌豬肉。
2. 忌荊芥，同食令人吐血。
3. 青色鱔魚有毒，黃色無毒。有毒鱔魚一次吃250克，可致死。

鱉肉

1. 忌豬肉、鴨肉、鴨蛋、雞蛋、莧菜。
2. 忌與薄荷同煮。

鯉魚

忌朱砂、葵菜、豬肝。

螃蟹

1. 忌與柿子等含鞣酸食物同食。
2. 忌荊芥，同食令人抽筋。

牡蠣肉

忌與糖同食。

鯽魚

1. 忌芥菜，同食易發水腫。
2. 忌豬肝、鹿肉、豬肉、砂糖、山藥、厚朴、麥冬、甘草。

青魚

1. 忌用牛、羊油煎炸。
2. 不可與荊芥、白朮、蒼朮同食。

鯰魚

1. 忌與牛肝同食。
2. 忌用牛、羊油煎炸。
3. 不可與荊芥同用。

帶魚　平魚　銀魚　黃花魚

1. 禁用牛、羊油煎炸。
2. 凡海味均禁甘草。
3. 反荊芥。

海鰻魚

不可與白果、甘草同食。

田螺

忌與香瓜、木耳、蛤蚧、冰糖、四環素同食。

海帶

忌與甘草同食。

蝦

1. 嚴禁同時服用大量維生素C，否則，可生成三價砷，能致死。
2. 忌與雞肉、豬肉、糖同食。

二、各種肉類食用時配伍禁忌

豬肉

1. 忌與鵪鶉同食，同食令人面黑。
2. 忌與牛肉、羊肝、鴿肉、鯽魚、蝦、鱉同食，同食令人滯氣。
3. 忌與蕎麥同食，同食令人落毛髮。
4. 忌與菱角、黃豆、蕨菜、桔梗、烏梅、百合、巴豆、大黃、黃連、蒼朮同食。

豬腦髓

1. 若與酒、鹽同食，影響男子性功能。
2. 因其膽固醇含量為豬身之最，故高血壓、冠心病、腎炎、高血脂、動脈硬化等患者均應忌吃。

豬肝

1. 忌與蕎麥、黃豆、豆腐同食，同食發痼疾。
2. 忌與魚類同食，否則令人傷神，易生癰疽。

豬肺

忌與花菜同食，食則令人氣滯。

豬血

1. 忌黃豆，同食令人氣滯。
2. 忌地黃、何首烏。

豬油

忌與梅子同食。

牛肉

1. 不可與魚肉同烹調。
2. 不可與栗子、黍米、蜜同食。

牛肝

忌鮑魚。

羊肉

1. 不可與南瓜、豆醬、蕎麥麵、乳酪、梅乾菜、赤小豆同食。
2. 忌銅、丹砂。

羊心　羊肝

忌與生椒、梅、赤豆、苦筍同食。

雞肉

1. 老雞雞頭不能吃，因毒素滯留在腦細胞內，故民間有“十年雞頭勝砒霜”的說法。
2. 忌與糯米、芥末、菊花、胡蒜、鯉魚、李子、鱉魚、蝦同食。

鴨肉

1. 反木耳、胡桃。
2. 不宜與鱉肉同食。

鵝肉

忌與鴨梨同食。

鹿肉

忌與雉雞、魚蝦同食。

鵪鶉肉

忌與豬肉、木耳同食。

雉雞（野雞）

忌與木耳、胡桃、蕎麥同食。

野鴨

不可與木耳、核桃、蕎麥同食。

鷓鴣肉

不可與竹筍同食。